ERWIN KAUSSNER

KRISTALLINES SALZ

**ELIXIER DER JUGEND
aus dem Himalaya**

EVIVA-Verlag

Das Buch ist der Mutter Gottes geweiht.

4. Auflage 2002
ISBN 3-9806614-6-6

© 2001 EVIVA-Verlag, D-83313 Siegsdorf.
Alle Rechte sind vorbehalten. Nachdruck und Vervielfältigungen jeglicher Art sind nur mit Genehmigung des Verlages gestattet.

Hinweis:
Verlag und Autor übernehmen keinerlei Haftung für die Informationen dieses Buches, obwohl sie nach bestem Wissen und Gewissen zusammengestellt sind. Das Buch ist als ein Informationsbeitrag für Ihre Meinungsbildung gedacht. Es werden weder direkt noch indirekt medizinische Diagnosen, Ratschläge und Verordnungen erteilt. Sollte Krankheit bei Ihnen vorliegen, darf diese nach geltendem Recht zwar von Ihnen selbst, darüber hinaus aber nur von Ärzten und Heilpraktikern diagnostiziert und behandelt werden.

Umschlag: Scangraphic Verlag, Erik Zielske, D-83346 Bergen.
Fotos: Clemens Kuby (Cover beide unten), Holger Kalweit (Cover oben).
Korrekturlesung: Wolfgang und Wera Traut.
Druck: Druckerei & Verlag Steinmeier, Nördlingen.

Inhaltsverzeichnis 3

Die vier Grundsätze des Erfolgs 4

Vorwort 5

1. Die Langlebigkeit von Naturvölkern 7
2. Das geheime Leben des Wassers 12
3. Reinige Dein Trinkwasser! 23
4. Segne Dein Trinkwasser! 32
5. Warum Forscher bei der Suche nach dem *"Elixier der Jugend"* scheitern 39
6. Das *"Elixier der Jugend"*: Die Komponenten 44
7. Die Formel: *Kristallines Salz aus dem Himalaya* 45
8. Weitere Fragen 73

Fünfundzwanzig Lebensregeln aus dem Himalaya 83

Literatur-Tips 87

DIE VIER GRUNDSÄTZE DES ERFOLGS

1. Die richtige Zielsetzung: **"Nur wenn Du eine klare Vision anstrebst, wirst Du Dein Ziel auch erreichen, etwas, was Du klar vor den Augen hast!"** Es stellte sich dabei heraus, daß erfolgreiche Menschen ihre Ziele zuvor immer aufschreiben.

2. Unerschütterlich fester Glaube an die eigenen Fähigkeiten: **"Wenn Du mit den Adlern fliegen willst, dann darfst Du Dich nicht als ein Hühnchen sehen!"** Und vor den schier ausweglosen Situationen kam Aufgeben nicht in Frage. Immer hatte ihnen das Mantra "Ach, da ist nichts dabei" geholfen und beseeltes Anpacken die Situation gemeistert.

3. Kämpfe nicht, sondern **lasse los**! Kampf erzeugt Widerstand. Liebe und Loslassen bedeutet Freiheit für die Sache und läßt sie in Leichtigkeit gelingen.

4. Offenheit gegenüber Allem und tägliche Infragestellung des gesamten eigenen Wissens: **"Wenn Du Dich in einem Loch befindest, mußt Du zuerst das Graben aufhören!"**. Alle Anstrengungen für einen Fortschritt sind umsonst, bei einem gleichzeitigen Festhalten an den alten Fehlern.

Vorwort

Viele Menschen haben versucht, das *"Elixier der Jugend"* zu finden: Junge, Alte, Abenteurer, Hobbyforscher, Seefahrer, Expeditions-Teams, Welt-Jetter und viele andere Menschen. Manche verbrachten viele Jahre in leidenschaftlicher Weise oder sogar den Großteil ihres Lebens auf der Suche nach dem Jungbrunnen zum Mitnehmen, nämlich einem Elixier!

Vielleicht bist auch Du auf der Suche nach dem ***"Elixier der Jugend"***. Dann lies dieses Buch, weil Du ein ganz besonderer Mensch bist! Lies es, weil Du Dich nach mehr Jugendlichkeit, Vitalität, Energie und Sinn im Leben ausstreckst, und weil Du an Unmögliches glaubst, und weil Du bei Deiner Suche ankommen möchtest. **Sauge die Informationen dieses Buches in Dich auf und werde Dir bewußt, daß es kein Zufall ist, daß Du dieses Buch JETZT in den Händen hältst!** Benutze es als Hilfsmittel, als Fährte, als Lösung, als Partner, als Freund, und auch als Abenteuer für Dein weiteres Leben.

Werde Dir der vier Grundsätze des Erfolgs bewußt, bevor Du die Kapitel zu lesen beginnst. Benutze sie und vertraue ihnen bei Deinem Anwenden des *"Elixiers der Jugend"*. Um die biologische Uhr des Körpers wieder zurückzudrehen, braucht es nicht nur Deinen felsenfesten Glauben daran, sondern daß Du die Jugend auch lebst und nicht darauf wartest. Lebe die Jugend! Sei sie einfach!

Die Einsicht, daß die Jugendlichkeit unfehlbar schon auf Dich wartet, ebnet Dir den Weg zu ihr. Sei davon überzeugt und handle entschlossen, denke positiv! Ich wünsche Dir viel Freude und Nutzen aus diesem Buch und aus dem *"Elixier der Jugend"*.

Siegsdorf, im Mai 2001   Erwin Kaussner

1. DIE LANGLEBIGKEIT VON NATURVÖLKERN

Es gibt über die Erde verteilt verschiedene Naturvölker, die noch weitgehend von der Zivilisation verschont blieben. Sie haben die eigenständige Lebensweise immer an die Nachfahren weitergegeben. Sie blieben meist aufgrund ihrer abgelegenen und nur schwierig zugänglichen Lage unter sich. Zivilisierte Industrielle fanden keinen großen Sinn in diese abgeschiedenen Gegenden zu investieren. So blieben sie relativ unberührt vom technischen Fortschritt.

Viele andere Naturvölker wohnten in gut zugänglichen Gebieten und es wurden vielleicht auch noch Bodenschätze gefunden. Daraufhin wurden sie vertrieben, andere ermordet und wieder andere wurden zwangsmissioniert, versklavt, eingezäunt oder anderweitig den vorwiegend "weißen" Richtlinien angepaßt. Manche sind auch von allein den vordergründigen Verlockungen des modernen Wohlstandes verfallen. In solchen Stämmen wundert es nicht, wenn statt ursprünglicher Lebensfreude heute Mißmut und Abhängigkeiten herrschen. So gingen Unmengen von hochstehendem Kulturgut und von Natur- und Heilwissen verloren. Statt dem üblichen gesunden Leben in und mit der Natur sind Krankheit und Drogensucht entstanden, sowie Armut und Elend.

Nun möchte ich mich aber den noch weitgehend intakten Naturvölkern zuwenden. Nicht weil es mir unangenehm ist, die genauen Handlungsweisen unserer Zivilisation auszuleuchten, sondern weil ich heute mit Dir von den noch funktionierenden Naturvölkern lernen möchte. Gewiß ist auch bei ihnen nicht mehr alles vollkommen und ursprünglich erhalten. Und die weltweite Zivilisierung und industrielle Umweltverschmutzung haben auch hier ihre Spuren hinterlassen. Dennoch genießen oft in diesen Gebieten Menschen für uns geradezu unglaubliche Lebensfreude, Lebenskraft und Langlebigkeit.

Obwohl die Menschen dort tüchtig und bewegsam sind, stehen sie nicht unter Streß. Sie schleppen nicht ihre Vergangenheit hinter sich her und verplanen nicht dauernd ihre Zukunft. Sie leben nur den gegenwärtigen Augenblick, der für sie vielleicht nichts anderes ist als die Ewigkeit. Es herrscht pure Lebenslust und die anfallenden Arbeiten werden mit Freude zum Wohl der Gemeinschaft verrichtet. Ihre Lebensart ist freundschaftlich, sehr naturnah und unkompliziert. Sie wissen um die Bedeutung der Liebe, daß alles miteinander verbunden ist, und letztlich alles Eins ist. Deshalb fügen sie weder anderen Menschen, noch Tieren, noch der Mutter Erde Leid zu.

Ihre Lebensspannen sind im Vergleich zu uns industrialisierten Menschen ungewöhnlich lang. Wenn wir im Alter von 70 Jahren den physischen Körper beerdigen, haben diese üblicherweise noch 25, 35, 50 oder 70 Jahre vor sich. Dabei handelt es sich um ganz außergewöhnliche Jahre blühender Gesundheit und voller Glück und Heiterkeit. Dies erscheint umso erstaunlicher, da wir Zivilisierten schon die letzten 30 Jahre unseres Lebens deutlich an Vitalität abbauen, dahinsiechen und eigentlich diese Zeit zum langsamen Sterben brauchen, wie ein Blick in immer vollere Arztpraxen, Krankenhäuser und Kurkliniken deutlich offenbart. Solche Naturvölker kennen auch nicht die Geißeln unserer Zeit wie Magengeschwüre, Verstopfung, BSE, Krebs, Aids, Gicht, Arthrose, Neurodermitis und Suchtkrankheit. Kaum ein Kind hatte jemals eine Kinderkrankheit. Es gibt keine Impfungen und es wird auch nicht nach ihnen verlangt. Im Alter nimmt der reichliche Bewegungsumfang dieser Naturmenschen nur unmerklich ab. Ihre schlanken alternden Körper wirken grazil und alle ihre Bewegungen sind eine Mischung aus der Weisheit von gereiften Persönlichkeiten und des Anmuts von natürlichen Kindern. Hundertjährige spielen noch sportliche Spiele und gehen viele Kilometer täglich zu Fuß und überwinden dabei Hunderte von Höhenmetern. Dies ist vollkommen normal, während in der ganzen industrialisierten Welt kaum solche Menschen zu finden sind. Mit Ausnahme vielleicht von einigen wenigen, wie zum Beispiel die bekannten Bergführer Ulrich Inderbinen und Luis Trenker(+). Bei jedem Geburtstag, den sie erleb(t)en, verursach(t)en sie immer größeres Medieninteresse. Für Angehörige der besprochenen Naturvölker ist eine solche Leistungsfähigkeit und Lebensspanne normal. Neunzigjährige Männer sind im Üblichen zeugungsfähig. Achtzigjährige Frauen wirken wie unsere vierzigjährigen Frauen. Sie leben, als ob sie das ganze Leben immer noch vor sich haben. Es gibt keinen Ruhestand, denn die körperliche und geistige Arbeit wird als persönliche Verwirklichung niemandem weggenommen. Man schätzt die Alten und ehrt sie auf das Höchste aufgrund ihrer klaren Gedanken und ihrer erworbenen umfassenden Weisheit. Sie sterben eines Tages, wenn die Zeit gekommen ist, nicht an einer Krankheit, sondern durch friedliches Einschlafen nach einem zufriedenen Arbeitstag auf dem Feld. Ihr Tod wird nicht betrauert, sondern ihr zurückliegendes Leben und ihr Übergang in die nächste Welt wird gefeiert.

Was läßt diese Menschen so urgesund, bärenstark, langlebig und ausgeglichen sein? Ist es allein die natürliche Lebensweise? Ist es der fehlende Streß oder die frische Luft? Welche Rolle spielen ihre Spiritualität und ihre Rituale? Sind sie im Besitz eines besonderen Tricks für Langlebigkeit? Welches sind ihre Lebensmittel? Die Ernährung wird vielfach als entscheidend angenommen für körperliche Leistungsfähigkeit. Verwenden sie ein *"Elixier der Jugend"*?

Vieles deutet darauf hin, daß alle erwähnten Punkte und sogar noch mehr Faktoren eine harmonische Einheit bilden und zu ihrer robusten Langlebigkeit beitragen. Von entscheidender Bedeutung ist auch ihre ursprüngliche, lebendige Ernährung mit überwiegend frischem rohen Obst und Gemüse, sowie rohen Nüssen, Wurzeln und Kräutern. Sie leben zum großen Teil vegetarisch. Immer wieder werden auch von verschiedentlichen Naturvölkern Berichte von ganz besonderen Lebensmitteln überliefert: Aprikosenkerne, Berberitzenbeeren, Blütenpollen, Zedernnüsse, Datteln oder bestimmte Rinden, Wurzeln und Kräuter. Sie sollen mehr oder weniger geheimnisvolle Kräfte verleihen.

Ganz besondere Aufmerksamkeit schenken Naturvölker ihrem Trinkwasser. Sie wählten ihre Wasserquelle ganz bewußt aus und fanden so zu einem reifen, von alleine entspringenden, mineralarmen Quellwasser. Denn die Mineralien im üblichen Quellwasser sind anorganisch.

In ganz seltenen Gebieten fanden einige aber zu einem Wasser mit besonders vielen, unterschiedlichen Mineralien. In diesem Falle sind die Mineralien zum großen Teil in organischer Form, und von solchen organisch mineralisierten Naturwässern gibt es nur sehr wenige auf der Welt. Es ist ein ganz besonderes Wasser, welches zum Beispiel als Abfluß von hochgelegenen Gletschern entlegene Hochgebirgstäler erreicht. Auf der Reise ins Tal nimmt es die organischen Mineralien auf.

Dabei ist die Anzahl der verschiedenen organischen Mineralien etwa 70 bis 74. Das ist bemerkenswert viel und doch schon weniger geworden wegen der globalen Umweltverschmutzung. Ursprünglich waren noch alle 84 Mineralien in diesen organisch mineralisierten Wässern. 84 Mineralien, denn diese Anzahl an natürlichen chemischen Elementen wurden bisher in der Erde und auch im menschlichen Körper gefunden.

"Organische" Mineralien sind gelöste und kolloidale Mineralien, welche zusätzlich noch besondere Energien beinhalten. Zu den besonderen Energien und damit dem Unterschied "organisch/ anorganisch" später noch mehr.

"Gelöste" Mineralien sind einzelne Element-Ionen oder Atome, die kleinste mögliche Einheit eines Elements. Sie schwimmen im Wasser und können organisch oder anorganisch sein.

"Kolloidale" Mineralien sind jeweils ganz kleine Stoffteilchen des betreffenden Elements. Es sind Partikel mit einem Durchmesser von 0,001 bis 0,1 Mikron (µ). Ein Mikron ist ein Tausendstel Millimeter. Sie schwimmen im Wasser. Sie verklumpen nicht und lösen sich auch nicht bis zur atomaren Größe auf, solange sie stabil sind. Sie können organisch oder anorganisch sein.

"Grobstoffliche" Mineralien sind die Teilchen des betreffenden Elements, welche größer sind als die Kolloide. Sie sinken im Wasser ab und ergeben einen Bodensatz. Aufgewirbelt trüben sie das Wasser. Sie sind nicht oder nur mit großem Aufwand für die Zellen des menschlichen Körpers verfügbar, da sie zu groß sind. Sie sind anorganisch.

Einige Beispiele für relativ ursprünglich Naturvölker sind:
- Hunzakuts im Himalaya,
- Abkhasier in den Bergen des Kaukasus in Georgien,
- Vilcabamba in Ecuador,
- Aymara in Peru,
- Sherpa in Tibet,
- Tarahumara in Mexiko,
- frühere Indianer.

Die Hunzakuts, die Einwohner von Hunzaland im Himalaya, wurden am bekanntesten. Sie sind im Besitz des beschriebenen organisch mineralisierten Trinkwassers. Die Einheimischen dort sehen in ihrem besonderen Trinkwasser den Grund für ihre Gesundheit und Jugendlichkeit. Dieses Wasser beinhaltet aber nicht nur gelöst-organische und kolloidal-organische Mineralien, sondern auch zu einem gewissen Teil grobstoffliche Mineralien. Mit dem gleichen Wasser bewässern die Hunzakuts ihre vielen Terrassenfelder in einem gut ausgefeilten Bewässerungssystem. Ihre Früchte sind deswegen prächtig und voller Vitalstoffe. Die Hunzakuts gelten als das langlebigste Volk der Erde. Sie leben auf 2.500 bis 3.000 Metern Höhe umgeben von über 6.000 und über 7.000 Meter hohen Gipfeln. Im Winter ernähren sie sich von Trockenfrüchten, die sie im Sommer auf ihren Hausdächern sonnengetrocknet haben. Sie leben auf einer geographischen Breite, die dem südlichen Mittelmeerraum entspricht. Im Winter bringt ihre ausgesetzte Lage aber auch rauhe Bedingungen mit sich. Mittlerweile wurde mit sehr großem Aufwand eine breite befestigte Straße von China nach Pakistan gebaut und sie hat nun das entlegene Hunzaland an die übrige Welt angeschlossen. Junge Männer müssen zum Militärdienst in Pakistan und werden auch dort mit der konsumorientierten Lebensweise konfrontiert. Viele meinen deshalb, daß die jetzige Generation die letzte sein wird, die in Gesundheit 100 bis 140 Jahre alt wird und ohne Polizei, Gefängnisse und Banken auskam.

2. DAS GEHEIME LEBEN DES WASSERS

Wasser ist der Rohstoff, der in unserem Leben am häufigsten gebraucht wird. Leider gehen die meisten Leute damit noch gedankenlos um. Sie denken Wasser sei nichts Besonderes und wäre im Überfluß vorhanden. In Wirklichkeit ist Wasser aber etwas ganz Außergewöhnliches.

Wasser wird dargestellt durch die chemische Summenformel H_2O. Es besteht aus den beiden Elementen Wasserstoff (H) und Sauerstoff (O). Diese zwei Elemente stammen aus dem Periodensystem der chemischen Elemente. Das Periodensystem entspricht seinem Namen, denn bestimmte Eigenschaften bei den verschiedenen Elementen wiederholen sich periodisch. Es gibt darüber hinaus auch Verbindungsreihen, die einander in den Eigenschaften ähneln. In einem Diagramm eingetragen, ordnen sie sich meist erwartungsgemäß in einer Reihe ein.

Wasser hat nun eine Eigenart, die erwarteten Eigenschaften nicht einzuhalten. Wasser läßt sich nicht in wissenschaftliche Schubläden sperren. Wasser verhält sich außergewöhnlich und ist so voller Anomalitäten, daß es als eine einzige Ausnahme selbst bezeichnet werden kann. Nun wirst Du möglicherweise denken: "Jedes Kind weiß, daß Wasser bei $0°C$ gefriert und bei $+100°C$ siedet. Was ist daran besonderes?" Hier handelt es sich bereits um eine Anomalität. Und sehr vieles, was Du sonst noch am Wasser im täglichen Gebrauch beobachtest, muß eigentlich ebenfalls als technisch-wissenschaftliche Ausnahme bezeichnet werden:

- Wasser ist die einzige Substanz, die gleichzeitig in den drei Zustandsformen fest, flüssig und gasförmig vorkommt und auch zwanglos hin- und herwechselt.

- Der anzunehmende Siedepunkt von Wasser sollte $-100°C$ und der anzunehmende Gefrierpunkt $-120°C$ sein, nimmt man rein das Molekulargewicht als Bemessungsgrundlage. Es hat auch eine zweieinhalbfache Verdampfungswärme und eine dreifache Schmelzwärme als anzunehmen wäre. Diese

Unregelmäßigkeiten tragen zu unseren Klimabedingungen bei, da der Transport von Wasser (in seinen verschiedenen Aggregatszuständen) durch die Atmosphäre nämlich auch ein Transport und Austausch von Wärme ist.

- Gase können durch ausreichende Druckerhöhung verflüssigt werden. Oberhalb einer bestimmten Temperaturgrenze, der sogenannten kritischen Temperatur, funktioniert dies jedoch nicht mehr. Für Wasserdampf liegt die kritische Temperatur bei +374,2°C obwohl +50 °C zu erwarten wäre.

- Kühlt man Wasser bis auf +4°C ab, nimmt seine Dichte zu. Das heißt, es zieht sich zusammen. Bei +4°C erreicht es seine größte Dichte. Kühlt man es weiter ab auf 0°C, dehnt es sich wieder aus. Beim Eingefrieren dehnt es sich sogar sprunghaft aus, so daß Eis deutlich leichter als Wasser wird und auf ihm schwimmt. Dieses Verhalten ist im Vergleich zu verwandten Substanzen paradox und kann mit der Chemie herkömmlicher Art nicht erklärt werden. Würde dies nicht so geschehen, müßte zuerst der Boden eines Sees gefrieren und die dortigen Lebensformen absterben.

- Wasser strebt seinem Ausnahmepunkt von +4°C zu. Bei dieser Temperatur ist es am energiereichsten. Quellwasser entspringt gerne bei dieser Temperatur.

- Wasser braucht relativ lange, um sich aufzuheizen und um sich abzukühlen. Die spezifische Wärme von Wasser ist eine Funktion der Wassertemperatur: bei +37°C hat es seinen niedrigsten Wert. Dies bedeutet, daß bei dieser Temperatur die größten Wärme- oder Kältemengen notwendig sind, um es in seiner Temperatur zu verändern. Dies ist wichtig für die Temperaturstabilität des menschlichen Blutplasmas, das zu 90 % aus Wasser besteht.

- Auch die Zähflüssigkeit von Wasser ist abhängig von der Wassertemperatur. Wasser ist bei +37°C, der menschlichen Körpertemperatur, am flüssigsten und am beweglichsten.

- Wasser hat eine variierende Oberflächenspannung je nach Strukturierung des Wassers.

- Läßt man gleichartige Wassertropfen auf unterschiedliche Wasserproben fallen, so kann man gänzlich unterschiedliche Strömungsmuster fotografieren.

- Wasser setzt sich aus mehr oder weniger vielen kristallinen Formen zusammen, wobei auch bei sehr großer Unordnung (= als "tot" bezeichnetes) Wasser ein kleiner restkristalliner Anteil übrig bleibt. Man nimmt an, daß sich Wasser deshalb in der Natur wieder regenerieren und sich selbst reinigen kann.

- Keine zwei Schneeflocken sind gleich. Es sind regelmäßige Kristalle mit hexagonaler (sechseckiger) Bauweise, welche sich allesamt in ihren Detailstrukturen und "Verzierungen" voneinander unterscheiden. Ein jeder Schneekristall nimmt nach Verflüssigung zu Wasser und neu erfolgter Abkühlung wieder seine ihm eigene einzigartige Schneekristallform an.

- Schneeflocken beinhalten ein vitales Kreislaufsystem. Jede Schneeflocke hat im Innern feinste Röhren und Kanäle, in denen noch nicht gefrorenes Wasser zirkuliert, ähnlich dem Blutkreislauf der Tiere und Menschen und der Saftzirkulation von Pflanzen. Eine Schneeflocke "stirbt", wenn auch das zirkulierende Wasser im Innern gefroren ist. Je "langlebiger" die Schneeflocke, desto höher strukturiert ist das Wasser, aus dem die Schneeflocke besteht.

- Das natürliche Meereis der Polargebiete ist ein lebendiger Organismus. Bei 1000-facher Vergrößerung offenbart sich unter dem Mikroskop ein kompliziertes Labyrinth aus feinen Adern, in denen eine hochkonzentrierte Salzlösung strömt. Die festen Eiselemente bestehen dagegen aus fast reinem, gefrorenem Süßwasser. In den Kanälen laufen vielfältige dynamische Vorgänge ab. Sie bieten einen Lebensraum für unzählige Kälte liebende Mikroorganismen.

- Wasser kristallisiert in unterschiedlichen Formen zu Eis.

- Jedes einzelne Wassermolekül bildet mit dem Elektronen-Orbitaldiagramm einen Tetraeder, einer Pyramide aus vier gleichseitigen Dreiecken. Ein Tetraeder ist einer der fünf "Platonischen Körper" der "Heiligen Geometrie", aus denen sich alle Geometrien und Strukturen der dreidimensionalen Schöpfung aufbauen.

- Viele unterschiedliche Wassermoleküle finden sich über Wasserstoffbrückenbindungen zu den sogenannten Clustern zusammen. Für die Bildung solcher Moleküle-Haufen spielen die Dipole und die Einzelbewegungen der Wassermoleküle eine Rolle. Die Moleküle-Cluster tragen zur Eigenschaft des Wassers als bedeutender Informationsträger bei. Die Cluster bilden dabei kristallähnliche Strukturen, welche mit hohen Frequenzen vibrieren und Signale aussenden. Dabei gibt es bereits bei acht Wassermolekülen (ergibt Oktaederstern als Flüssigkristall) soviele verschiedene Variationen, daß sie kaum durch die leistungsfähigsten Großrechner simuliert werden können. Die kristallinen Gitternetze der Cluster können auch Informationen empfangen. Die Komplexität des Geschehens im Wasser durch die Wassermoleküle ist sehr weit unterschätzt.

- Das menschliche Zellwasser ist in seiner Struktur völlig anders als Wasser außerhalb des lebenden Körpers. Es hat eine ungleich höhere kristalline Ordnung und Kompaktheit.

- Untersuchungen ergaben, daß das umgebende Wasser von erkrankten Körperzellen ohne besondere kristalline Phase ist, während gesunde Zellen von hochstrukturiertem Wasser umgeben sind. Da strukturiertes Wasser als informiertes bzw. informierendes Wasser bezeichnet werden kann, ist Krankheit letztendlich ein Mangel an Struktur, Ordnung, Liebe, Energie und Information.

- Die Levitationskraft (Auftriebskraft) ist das Gegenteil der Gravitationskraft (Schwerkraft). Sie wurde vom bekannten Wasserpionier Viktor Schauberger entdeckt. Die levitanten Kräfte im Wasser ermöglichen, daß das Wasser sich im Erdinnern aufwärts bewegt und als frisches Quellwasser auch irgendwo in den Bergen entspringen kann. Wasser sammelt diese Levitationskräfte, wenn es in der Natur unterirdisch als "Blut der Erde" fließt und über lange Zeit auch unzählige Verwirbelungen erfährt. Erst wenn es nach langer Zeit reif geworden ist, entspringt es von alleine an der Oberfläche. Nach Schauberger ist die Levitation als Gegenspieler zur Gravitation überall im Wasser und in der Luft vorhanden. Das nicht absinkende Grundwasser, das Emporwachsen der Pflanzen, das Fliegen der Vögel und vieles mehr resultiert aus der Levitation.

- Viktor Schauberger beobachtete, daß eine Forelle im Bach nicht schwimmt, sondern unterschiedliche Bewegungskräfte (Wirbel, Levitation, usw.) des Wassers nutzt. Je nach dem, welche der Teilkräfte sie nutzt, steht sie entweder still oder wird blitzschnell davongetragen, auch flußaufwärts in einer starken Strömung. Er übertrug diese Erkenntnisse in die praktische Nutzung. Er baute große Holzschwemmanlagen, die alle erstaunten. Bei diesen schwammen Holzstämme streckenweise bergauf. (Er zog sich später aus dieser Arbeit wieder zurück, weil er sah, daß seine Technik verwendet wurde, um das Abholzen des Waldes zu forcieren.)

- Beim Fließen von natürlichem Wasser haben die vielen natürlichen Verwirbelungen einen außerordentlich wichtigen Einfluß auf das Wasser. Das Wasser kann sich dadurch regenerieren.

- Wasser nimmt das Frequenzmuster des Behältnisses auf. Plastik überträgt dabei unnatürliche Frequenzmuster auf das Wasser. (Ich empfehle nur Aufbewahrungsgefäße aus rein natürlichem Material. Ist es nötig, kurz ein Plastikgefäß zu benutzen, so sollte das Wasser gleich anschließend in ein natürliches Gefäß umgeschüttet werden.)

- Unterirdisches Wasser kann von sensiblen Personen mit Wünschelruten aufgespürt werden.

- Verdunstendes Wasser hinterläßt eine belebende Energie. Feststellen kannst Du dies insbesondere bei verdunstendem

Wasser auf der Haut. Schon Kneipp empfahl Nässe nie abzutrocknen, nur eventuell abzustreifen.

- Pflanzen erkennen Menschen und reagieren auf sie, sowie auf deren Handlungen und Gedanken. Eindeutige, klare Versuche wurden dazu in den letzten 100 Jahren weltweit erstellt. Entsprechend, aber davon unabhängig, wurden auch die eindeutigen Reaktionen von Wasser auf Gedanken signifikant und sichtbar von Dr. David Schweitzer durch seine Thought-Form-Photography nachgewiesen. Nach ihm interagiert Wasser mit sich selber (in der Clusterbildung), sowie mit Biophotonen (Lichtquanten) und Kolloiden und mit Bewußtsein.

- Der japanische Alternativarzt Masaru Emoto hat vor kurzem eines der wohl faszinierendsten Bücher überhaupt über Wasser vorgelegt ("Messages From Water"). Es handelt sich um Fotografien von unterschiedlichen Wässern, angefertigt bei -4°C nach einem von ihm entwickelten Verfahren. Es zeigt Eiskristalle in beeindruckender Vielfalt und Schönheit. Das Atemberaubende ist, daß die erhaltenen Kristallformen die "Message", also den Nachrichten- beziehungsweise den Informationsgehalt der untersuchten Wasserprobe bildhaft anzeigen. Emoto hat Leitungswässer, natürliche Wässer, das Wasser von Lourdes und viele mehr untersucht. Als nächstes hat er Wasser mit Musik beschallt und erstaunliche Ergebnisse erhalten. Er und seine Mitarbeiter haben dann die Wasserproben mit Gedanken beeinflußt. Und sie haben die Wasserproben mit handbeschrifteten Etiketten versehen, auf denen Wörter wie "Liebe", "Danke" oder "Du machst mich krank!" niedergeschrieben waren. Die entstandenen Fotografien sind so beeindruckend, daß ich nur an einen umfassenden göttlichen Plan in der Schöpfung von Wasser und der gesamten Welt glauben kann.

Die beschriebenen Besonderheiten und Forschungsergebnisse lassen zu dem Schluß kommen, daß Wasser alles von "sehr lebendig" bis "fast tot" sein kann. Darüber hinaus scheint jedes einzelne Wassermolekül ein eigenes Bewußtsein zu haben und alle Wassermoleküle scheinen dieses gerne planvoll zum Wohl und Fortbestand des Lebens auf der Erde einsetzen zu wollen. Die neue, moderne Physik, welche bald in die Lehrbücher der Universitäten Eingang finden wird, beweist noch viele andere bisher unglaubliche Tatsachen. Sie beweist ebensolche Dinge, die Naturvölker stets wußten und beachteten. Diese lehrten und prophezeiten Dinge, die für naturverbundene, spirituell-religiöse Menschen leicht nachvollziehbar sind.

Das bisherige naturwissenschaftliche Schulbuchwissen ist nur ein Modell. Es ist alles ein theoretischer Versuch der Erklärung, wie es alle anderen Versuche vorher auch waren. Nun mag das jetzige Modell schon zutreffender sein, als beispielsweise die alten Erklärungen, daß die Erde eine Scheibe ist und die Sonne sich um die Erde dreht. Auch frühere Atommodelle wurden alle immer wieder abgelöst. Und da nun Überlichtgeschwindigkeit mit Photonen in Versuchen erzeugt werden kann (sogenannter "Tunnelprozeß")[1], wird es nicht mehr lange dauern, bis wir uns wieder mit einem neuen Modell anfreunden und das alte Wissen als nicht korrekt oder als noch nicht vollständig bezeichnen müssen.

Ein Fazit wird sein, daß alles und jedes miteinander verbunden ist: In einem anderen Experiment wurde ein Elektronenpaar getrennt und das eine Elektron geografisch weit weg vom anderen Elektron gebracht. Als man eines der Elektronen dann versuchsweise beeinflußte, stellte man fest, daß das andere, obwohl unbeeinflußt, die ebensolche Reaktion zeigte. Außerdem erfolgte dies noch sofort und damit viel schneller als bei einer Verzögerung von Lichtgeschwindigkeit zu erwarten gewesen wäre.

Fast alle großen Naturwissenschaftler, insbesondere Physiker, waren oder wurden im Laufe ihres Lebens sehr gläubig. Sie erkannten, daß eine noch viel tiefere göttliche Weisheit in allem steckt. Sie gaben fast alle tiefgründige Stellungnahmen dazu ab, welche heute vielfach als Zitate hergenommen werden, um Zeitschriftenartikel oder Buchkapitel einzurahmen. Nachfolgend einige Beispiele dazu:

"Zwischen Religion und Naturwissenschaft finden wir nirgends einen Widerspruch. Sie schließen sich nicht aus, wie manche glauben und fürchten, sondern sie ergänzen und bedingen einander."
Max Planck, Begründer der Quantenphysik, Nobelpreis-Träger.

"Überwältigende Beweise von Intelligenz und wohlwollender Absicht umgeben uns und zeigen uns in der Natur das Wirken eines freien Willens und lehren uns, daß alle lebenden Wesen von einem ewigen Schöpfer abhängig sind."
W.T. Kelvin, britischer Physiker, nach dem die physikalische Temperatureinheit benannt ist (0°Celsius = 273,15° Kelvin).

"Im unbegreiflichen Weltall offenbart sich eine grenzenlos überlegene Vernunft."
Albert Einstein, Begründer der Relativitäts-Theorie, Nobelpreis-Träger,

Wasser ist der Quell unseres Lebens hier auf der Erde und eine Ursubstanz des ganzen Universums. Viele Kulturen haben es vor uns schon beachtet, zum Beispiel Indianer und Kelten. Wir sollten es auch zu verinnerlichen wissen.

Wasser scheint mit dem Kosmos in besonderer Verbindung zu stehen, indem es exakte geometrische Formen bildet, wie das gleichmäßige Sechseck (hexagonaler Schneekristall), sowie die Pyramide (Elektronenorbital des Wassermoleküls ist Tetraeder) und flüssigkristalline Strukturen (in den Moleküle-Clustern). Die kosmische Energie verbindet alle vorkommende Materie. Sie ist positiv und für uns nutzbar. Neue physikalische Forschungen in den letzten Jahrzehnten ergaben, daß exakte Geometrien als Antennen in den Kosmos funktionieren und dabei bestimmte

Frequenzmuster und Energien aufbauen können. Dabei muß das Baumaterial nicht elektrisch leitfähig sein. Dieses anfangs sehr neuartig erscheinende Wissen wird allein durch die mittlerweile umfangreiche Literatur über Pyramidenkräfte nun schon weiter bekannt. In korrekt bemaßten Pyramidenmodellen kann man unterschiedlichste Phänomene beobachten.

In einer anderen Publikation griff ich aus Platzgründen zu der vereinfachenden Formulierung: "Wasser ist aufgrund seines Dipolcharakters ein Informationsträger". Dies ist nach dem vorher Beschriebenen eine Aussage wie "Das Auto fährt, weil Benzin im Tank ist." Mehr detailliert könnte es also heißen:

Wasser ist ein sehr wichtiger Informationsträger, weil jedes Wassermolekül ein eigenes Bewußtsein hat, weil es exakte geometrische Formen als Antennen für die kosmische Energie zu nutzen scheint und Frequenzmuster aufbauen kann; weil es mit Biophotonen (= Lichtquanten = Sonnenenergie) und mit Kolloiden interagiert; weil es Levitations- und Gravitationskräfte sowie Erdenergien besitzt; weil es natürlich verwirbelt ist; weil die Wassermoleküle Dipolcharakter haben und Molekülhaufen bilden, und weil es noch viele weitere Eigenschaften verkörpert. Das Wasser als Informationsträger kann dabei nicht nur zur Überbringung von positiver Energie genutzt werden, sondern auch zur Ableitung von negativer Energie. Hier denke ich an Energieblockaden, wie sie zum Beispiel bei Verspannungen und Verdauungsproblemen auftreten.

Wasser ist bei weitem nicht gleich Wasser! Und dabei ist Wasser unser höchstes Gut!

Unser Körper besteht zu 70 % aus Wasser. Dieser Sachverhalt legt uns nahe, uns zuallererst mit uns selber zu befassen! Im Optimalfall ist unser Körperwasser hoch strukturiert, nämlich dann, wenn uns eine unerschütterliche Gesundheit eigen ist. Verschlackungs- und Übersäuerungszustände aus falscher Nahrung und falschen Gedanken lassen unser Zellwasser an Ordnung verlieren. Dann entsteht Krankheit. Vermeiden der alten Fehler, Entschlacken und Neuzufügen von Ordnung wird uns heilen und uns darüber hinaus noch bärenstark, gesund, ausdauernd, glücklich und jugendlich machen. Hinzufügen von energievoller kristalliner Struktur ist Hinzufügen von Ordnung. Es geschieht in erster Linie durch Aufnahme von geeignetem Wasser. Reinstes und hochstrukturiertes Wasser ist naturgemäß in frischen Früchten und Gemüsen enthalten. Hierin ist ein wissenschaftlicher Hinweis, daß Frischkost eine ganz besonders vitale Nahrung ist.

Von Geburt auf reine Frischköstler verspüren aufgrund des angemessenen Anteils hochstrukturierten Wassers in den rohen Früchten und Gemüsen nur wenig Durst nach zusätzlichem Trinkwasser. Leider wird jedoch kaum jemand mit Frischkost großgezogen, so daß heute fast jeder als Ernährungsumsteller zur Rohkost-Ernährung stößt. In diesem Fall ist es notwendig, ausreichend zusätzliches Wasser zu trinken, am besten nicht eine festgesetzte Menge, sondern jeden Tag nach Durst und Befinden. Übliche Kochköstler, welche ihre Ernährungsweise nicht verändern möchten, trinken täglich mindestens 2 Liter frisches Trinkwasser, um Schäden begrenzt zu halten.

Die Aufnahme ungeeigneter Nahrung verschlackt den Körper. Durch die Schlackeneinlagerung trocknet der Körper langsam aus. Der anteilsmäßige Wassergehalt des Körpers nimmt mit zunehmendem Alter kontinuierlich ab. Diese alarmierende Zunahme der Dehydration bei üblichen Koch- und Mischköstlern ist verbunden mit der ebenfalls immer steigenden Einlagerung von Schlackenstoffen. So sind diese beiden Geschehen neben Bewegungsmangel und negativen Gedanken wie Sorgen, Verzweiflung, Streß, Frust, Ärger, Zorn, Neid, Stolz, Eifersucht, Wut und ähnlichem, meist der wirkliche Grund für Krankheit und für vorzeitige Alterung.

Symptome wie Verstopfung, Verdauungsbeschwerden, Arthritis, Arthrose und ähnliches können im weiteren Sinne wegen der körperlichen Dehydration auch Symptome von Durst sein. Den älteren Menschen sagt man unglücklicherweise noch, daß ihr trockener Mund kein Anlaß zur Sorge sei. Man erkennt darin nicht ihren Durst nach Wasser, nach Energie und nach Leben. Das Trinken von 2 Litern Wasser täglich würde für viele große Verbesserung bringen. Bei Verstopfung und Magenbeschwerden und anderen Problemen reicht oft das Trinken eines halben Liter Wassers, um eine wesentliche Erleichterung innerhalb von Minuten zu erreichen.

Interessant ist, daß Bandscheiben die Dämpfungsfunktion mit reichlich eingelagertem hochstrukturellem Wasser erfüllen. Dies gilt ebenfalls für die Knorpelschichten in den Gelenkknochen. Dehydrieren diese Wasserschichten langsam und lagern sich Schlackenstoffe noch ein, entstehen Bandscheibenschäden und Arthrose viel leichter. Dazu kommen noch die Minderversorgung von Nährstoffen wegen allgemeiner Mangelernährung, sowie eine mögliche Einflußnahme von chronischen, unbewußten Muskelverspannungen, statischen Fehlbelastungen und weitere Komponenten. Das reichliche Trinken von Wasser läßt mehr Schlacken ausscheiden und den Körper weniger dehydrieren.

"Trinken" bzw. "Früchte und Salate essen" heißt nicht nur Flüssigkeit aufzunehmen, sondern auch seinem Körperwasser Ordnung hinzuzufügen. Es heißt, dem Körper Information zu verschaffen. Also, sich selbst zu informieren, durch bestmöglich geeignete, hoch informierende Lebensmittel.

Das *"Elixier der Jugend"* wird - als eine seiner Komponenten - dem Körperwasser besondere Ordnung und Information geben.

3. REINIGE DEIN TRINKWASSER!

Vermutlich hast Du auch schon mal gehört, das Leitungswasser in Deiner Region sei besonders sauber. Fast überall, wo ich als Gast hinkomme, wird mir Leitungswasser in irgendeiner Form zum Trinken angeboten. Ich versuche dann höflich zu erklären, daß ich Leitungswasser nicht gerne trinken möchte. Dann werden mir sehr oft Sätze wie der folgende entgegnet: "Aber gerade unser Leitungswasser ist besonders sauber!". Es tut mir wirklich leid, aber an sauberes und vitales Leitungswasser kann ich nicht glauben.

Einmal nachgedacht: Welche Umweltverschmutzung regional und global wird von der Industrie verursacht? Welche wird von den Haushalten verursacht? Welche Umweltverschmutzung wird durch den Strassenverkehr und die anderen Transport- und Reisevarianten verursacht? Wieviele Landwirte praktizieren noch konventionellen Spritzmittel- und Düngereinsatz? Welche Umweltverschmutzung geht von ihnen aus?

<u>Das Nachstehende ist ein kurzer Auszug aus unserer momentanen Umweltsituation:</u>

> ➢ Der Wald wird nicht nur in den tropischen Zonen abgeholzt, überwiegend um stets neues Weideland für Schlachtvieh zu gewinnen, sondern weltweit. In England besteht dadurch bereits Holzmangel, so daß in verschiedenen Gemeinden seit einigen Jahren nicht mehr echte Holzkohle für die Filtrierung des Gemeindetrinkwassers verwendet wird, sondern "Holzkohle aus verbrannten Rinderknochen". Diese wird aus Indien importiert und ist günstiger als die echte Holzkohle. Proteste von Vegetariern wurden bisher nicht beachtet.[(2)]
>
> ➢ Unser Boden ist ausgelaugt, abgetragen und verseucht. Es dauert durchschnittlich 400 Jahre bis ein Wald 30 cm Mutterboden hervorgebracht hat. Ohne Wald bildet sich so

gut wie kein neuer Mutterboden. In den USA ging seit 1950 ein Drittel des Mutterbodens verloren.[2]

➢ Alle 20 bis 25 Jahre nimmt heute nach Messungen der Mineraliengehalt der kultivierten Früchte und Gemüse um etwa die Hälfte ab.[3]

➢ Die Pestizidrückstände in frischen Früchten und Gemüsen sind alarmierend. Tierische Nahrungsmittel enthalten noch neunmal mehr Pestizide als frische Früchte und Gemüse.[4]

➢ Für die Produktion eines Kilogramms Weizen werden 200 Liter Frischwasser benötigt. Dagegen werden 20.000 Liter Frischwasser für die Produktion eines Kilogramms Fleisch verbraucht.[4]

➢ Auf dem Land, das für Getreideproduktion bewirtschaftet wird, kann man die 40-fache Anzahl der Menschen ernähren als auf der gleichen Fläche, die für Fleischnahrungsmittel bewirtschaftet wird. Auf dem Land, das für frisches Obst und Gemüse kultiviert wird, kann man die 100-fache Anzahl der Menschen ernähren als auf der gleichen Fläche, auf der Fleischprodukte erzeugt werden.[4]

➢ DDT und Dioxine sammeln sich aus der Nahrungsmittelkette im Fettgewebe von Menschen an. Frauen geben diese Gifte mit der Muttermilch an ihre Babies weiter. Insbesondere Tierprodukte verzehrende, erstmals stillende Frauen haben so hohe Konzentrationen, daß ein Stillen der Neugeborenen nur deshalb noch vertretbar ist, weil in der Muttermilch viele zwingend notwendige Biostoffe für das Baby enthalten sind. [2],[5]

➢ Über die Hälfte der Einwohner der industrialisierten OECD- (Organization for Economic Cooperation and Development) Staaten werden mit aufbereitetem Trinkwasser (ehemaliges Abwasser) versorgt. In den USA sind es 70 Prozent.[6]

Innerhalb von 24 Stunden ereignete sich zuletzt:

> ➢ Täglich: 13.000.000 Tonnen giftiger Chemikalien wurden weltweit in die Umwelt abgegeben. 25 neue Chemikalien wurden erfunden, davon sind mehr als 20 krebserregend.[2]
>
> ➢ Täglich: 13.000.000 Tonnen Tierexkremente wurden alleine in den USA produziert. Aufgrund des enormen Ausmaßes der Fleischproduktion fallen diese ungeheuren Mengen an Tierexkrementen an. Diese sind zuviel, als daß sie bei Einbringung in die Natur als Dünger wieder zu Erde würden. Ein Großteil findet seinen Weg ins Wasser.[4]
>
> ➢ Täglich: 80.000 Hektar Regenwald wurden abgeholzt und für immer vernichtet um neue Weiden für die Viehzucht zu erhalten. Pro Jahr gerechnet, entspricht das mehr als 80 Prozent der Fläche Deutschlands. In 30 Jahren ist dann bei diesem Fortschreiten der für das Weltklima lebenswichtige Regenwald weltweit vollständig gerodet.[2]
>
> ➢ Täglich: 130 Pflanzen- oder Tierarten sind ausgestorben.[2] Im 20. Jahrhundert ist die Hälfte der 1899 vorkommenden Arten für immer verschwunden. Mutter Erde brauchte zu deren Entwicklung Milliarden von Jahren.[7] Man schätzt, daß nur das Aussterben von einer Art alle vier Jahre natürlich ist.[2]
>
> ➢ Täglich: 45.000 Menschen sind verhungert. Sechs Siebtel davon waren Kinder.[2]

Nach all diesen Fakten, die nur ein Ausschnitt aus der gesamten Lage sind, ist es mir nicht möglich, an sauberes Leitungswasser zu glauben. Es ist ein universelles Gesetz, daß eines Tages immer alles zurückkehrt, was man durch seine Handlungen und Gedanken ausgesendet hat, egal ob es positiv oder negativ war. Unsere Verstöße gegen den Gewässerschutz kommen zurück in der Form von direkten Umweltkatastrophen oder schleichender Trinkwasservergiftung. Sehr einprägsam ist folgende aktuelle Situation:

New York City hat eine Kanalisation, welche die anfallenden Fäkalien durch eine Rohrleitung etwa 20 Meilen weit in das offene Meer leitet. Nach über 60 Jahren der Beförderung ins Meer hat sich dort eine riesige Gebirgskette menschlichen Mists angesammelt, welche nun auf New York City zuwandert. Man ist ratlos und die Behebung des Problems ist nicht zu finanzieren.[7]

Wir leben kritiklos dahin, lassen die Politiker, Industrie-Lobby und Ärzte machen und geben ihnen die Verantwortung ab. Nach meinem Studium der momentanen Gesundheitssituationen von Erde und Menschen stehen wir kurz vor dem globalen Lebens- und Umweltkollaps. Es ist wie: Wir spielen in einem Wagen auf dem Rücksitz Würfelspiele und lassen uns von einem fremden Fahrer vorne chauffieren. Dieser steuert geradewegs mit hoher Geschwindigkeit auf eine Mauer zu. Der Aufprall steht ganz kurz bevor. Was machen wir? Bis jetzt würfeln wir weiter. So ist wohl die Situation, wie mir scheint.

Die Lobpreisungen eines regional sauberen Leitungswassers könnten sich bei einem genauerem Nachprüfen vielleicht als Beschwichtigungen und Verniedlichungen entlarven, um die Bevölkerung gut in Sicherheit zu wiegen. Im Leitungswasser können bei aufwendigeren Untersuchungen weit mehr Giftstoffe wissenschaftlich nachgewiesen werden, als man gerne glauben möchte. Von den vielen Hundert oder Tausend möglichen Schadstoffen werden von den zuständigen öffentlichen Stellen in den Analysen nur sehr wenige tatsächlich erfaßt.[6],[8] Das Standard-Meßprotokoll ist wie ein Schweizer Käse voller Löcher. Grenzwerte sind meines Erachtens aber ohnehin irreleitend, da man zum ersten neigt, sie so zu legen, daß sie eingehalten werden können. Zum zweiten gaukeln sie, auch bewußt niedrig angesetzt, nur eine trügerische Sicherheit vor. Die meisten kurz- und langfristigen Wirkungen von Verunreinigungen sind noch nicht genau erforscht.

Ein treffendes Beispiel für nichtsaussagende Grenzwertwahl bei Nahrungsmitteln ist der Grenzwert für die tägliche Aufnahme von den giftigsten der vom Menschen geschaffenen Stoffen, den Dioxinen. Von der WHO wurde er genau so festgelegt, daß die momentan durchschnittliche, unvermeidliche tägliche Aufnahme aus allen Nahrungsmitteln gerade noch unter dem Grenzwert liegt oder genau diesem Wert entspricht. Für das Stillen von Neugeborenen mit menschlicher Muttermilch wird der erwähnte Richtwert allerdings um das 70-fache überschritten und dieser Sachverhalt wird kaum beachtet. (Beide Situationen gelten für Esser von tierischem Fleisch und tierischen Fetten.)

Dem Leitungswasser wird leider in verschiedenen Ländern oder Gegenden sogar Fluor und/oder Chlor zugesetzt. Man sagt aus ernährungsphysiologischen Gründen für die Zähne oder zur Desinfizierung. Diese anorganischen Fluor- und Chlor-Teilchen können vom Körper nicht verwertet werden. Bezüglich dem Fluorieren zeigen Studien, daß der Schuß nach hinten los geht und die Bevölkerung eine viel schlechtere Gesundheit bekommt und auch schneller altert. Es gibt dazu Kritiker, die ernsthaft behaupten, die Zusetzung dieses Stoffes in das Leitungswasser ist eine ausgeklügelte Maßnahme um ihn zu "entsorgen", da er in großen Mengen als Industrieabfall anfällt. Demnach war dieser industrielle Fluoridabfall (Aluminium-, Phosphor-, Stahl-, Keramik-, Glas- und Emaille-Fabriken) als Ratten- und Insektengift nicht ausreichend unter die Leute zu bringen.[9] Das Chlorieren sollte auch neu überdacht werden. Denn das anorganische Umweltgift Chlor wirkt beispielsweise sehr aggressiv auf Haut und Schleimhäute und kann Chlorakne verursachen. Im Krieg wurde Chlorgas als Kampfgas eingesetzt. Das anorganisches Chlor in Verbindung mit tierischem Fett beschleunigt Arteriosklerose.

Egal, ob Nitrat, Nitrit, Chlor, Herbizide, Insektizide, Fungizide, Arsen, Schwermetalle oder auch Hormone aus Mastviehzucht, Arzneimitteln und aus Antibabypillen, oder was auch immer im Leitungswasser sonst schwimmen kann, ich empfehle dieses zu reinigen, bevor man es als ein Trinkwasser verwendet. In den meisten großen Weltstädten gebietet dies auch der Geschmack, denn es schmeckt widerlich.

Die Reinigung des Leitungswasser sollte auch die in üblichen Wässern enthaltenen Mineralien entfernen, sowie anorganische Zusätze, die die Rohrleitungen vor Korrosion bewahren sollen. Diese Mineralien sind nämlich kaum vom Körper zu verwerten. Sie sind anorganisch und so nicht als zuverlässige Bausteine brauchbar. Was von ihnen nicht schnell genug ausgeschieden werden kann, lagert sich dann ab. Aus den vermeintlich guten Mineralien entstehen Ablagerungen (Plaque) überall im Körper, besonders in Blutgefäßen und Gelenken. Einfach ausgedrückt: man verkalkt durch diese Art von nicht geeigneten Mineralien. Sie verursachen übrigens auch die Wasserhärte.

Pflanzen haben die wichtige Eigenschaft aus den anorganischen (= unbelebten), grobstofflichen Mineralien sehr viel kleinere und belebte Teilchen herzustellen. Durch die Pflanzen werden die Mineralien in den organischen Zustand transformiert und sie stehen uns dann in frischer roher Pflanzenkost als geeignete Nahrung zur Verfügung. Die Mineralien liegen in Pflanzen und auch im Meer entweder vollständig gelöst (Element-Ionen und Atome) oder in kolloidaler Größe vor. Organisch werden sie durch Aufnahme besonderer Energieformen. Dies wird später noch genau erklärt.

Kolloidale Mineralien sind kleine Teilchen, die eine bestimmte Größe haben (Durchmesser 0,001 bis 0,1 Mikron). Wird ein Stoff in lauter kolloidale Teilchen aufgeteilt, vergrößert sich seine Oberfläche ungemein. Partikel dieser Kleinheit erlangen spezielle physikalische Oberflächenkräfte. Kolloidale Teilchen haben auch ein elektrisches Potential an ihrer Oberfläche, das sogenannte Zeta-Potential. Das Zeta-Potential ist ein negativ geladenes Potential. Durch diese beiden und weitere Aspekte werden viele Eigenschaften der Kolloide erklärt. Solange die Kolloide stabil sind, sinken sie in einer Flüssigkeit nicht ab, lösen sich nicht auf und verballen sich auch nicht gegenseitig.

Kolloide sind nach Auffassung vieler moderner Biophysiker ein sehr wichtiges Verbindungsglied zwischen der anorganischen und organischen Welt. Man nimmt an, daß sie für das (Zell-)Wasser als Kristallisationskeime wirken und dadurch zu dessen Strukturierung beitragen.

Die Mineralien üblicher Leitungs-, Mineral- und Quellwässer sind überwiegend in gelöster Form vorliegend. Einige sind auch in kolloidaler Größe und manchmal ist ein Teil auch grobstofflich. Nach der Trinkwasserverordnung müssen alle grobstofflichen Mineralien entfernt werden, wenn es ein "Trinkwasser" ergeben soll. Jedoch sind alle enthaltenen Mineralien anorganisch, nicht nur die grobstofflichen Anteile. Sie besitzen den besonderen Lebensmagnetismus nicht, wie ihn bekannterweise die Pflanzen transformieren können.

Eine technische Behelfslösung diese Wässer von praktisch allen Verunreinigungen (anorganische Mineralien, chemische Stoffe) zu reinigen, ist das Dampfdestillationsverfahren. Durch solche Methode gereinigtes Wasser - nachfolgend unbedingt durch eine natürliche Methode energetisiert - hat die Eigenschaft Fremd- und Schlackenstoffe aus dem Körper auszuleiten. Organische Mineralien im Körper, welche benötigt werden, werden dabei nicht ausgeschwemmt. Destilliertes Wasser in Kanistern aus Supermärkten für Autobatterien und Bügeleisen ist nicht für Trinkzwecke geeignet. Du benötigst einen Haushalts-Destiller, falls Du kein schadstofffreies, mineralarmes, unbehandeltes und von alleine entspringendes Quell- oder Flaschenwasser erhalten kannst. Ernähre dazu Deinen Körper mit Mineralien und Spurenelementen aus reifen, frischen Früchten und Gemüsen in organischer Form. Spurenelemente heißen übrigens diejenigen Mineralien, die nur in Spuren, also in sehr geringen Mengen, vorkommen.

Darüber hinaus gibt es zur Aufbereitung auch eine Vielzahl von Wasserfiltergeräten. Diese eignen sich vielleicht für die Reise. Bei einem kleineren Notfall können sie auch durch eine zusätzliche Handpumpe hilfreich sein. Filtergeräte können leicht innen verkeimen. Sie sind undurchsichtig und ich bin nicht sicher, ob sie wirklich immer alles halten, was man bezüglich der Keimfreiheit verspricht. Man kann nicht reinsehen und muß der Technik blind vertrauen. Die Handpumpe ist möglicherweise nur umständlich zu reinigen, was aber nach jeder Anwendung gemacht werden sollte.

Eine Quelle, die von alleine an der Oberfläche entspringt, ist oft eine gute Quelle. Bevor das Wasser entspringt, läuft es als "Blut der Erde" über viele Jahre hinweg unterirdisch. Das kann bis zu Jahrhunderten, auch Jahrtausenden dauern. Dadurch reift das Wasser und bekommt seine eigene Charakteristik. Abgefülltes Wasser aus solchen Quellen verkeimt weniger schnell, als dies bei angebohrten, unreifen Quellwässern geschieht. Von alleine entspringendes Quellwasser wird gerne als wohlschmeckend bezeichnet. Solche Quellen geben auch mineralarmes Wasser frei. Es sind vitale, lebendige und strukturvolle Wässer! Auch "Heilige Quellen" gehören dazu. Gebohrte Brunnen fördern dagegen in der Regel nur durchschnittliches Trinkwasser.

Unterirdische Wässer können natürliches Kohlendioxidgas gelöst haben, welches direkt bei der Austrittstelle ausgast. Es hat schon Todesopfer durch Kohlendioxidvergiftung gegeben, wenn Menschen in genauerte Brunnen hinabgestiegen sind. Viktor Schauberger empfahl, das Quellwasser erst zehn Meter von der Austrittsstelle entfernt abzufüllen. So hat es bereits das meiste des etwaig enthaltenen Kohlendioxidgases abgegeben und noch gleichzeitig Sauerstoff in natürlicher Konzentration aus der Luft aufgenommen.

Künstlich mit Sauerstoff angereicherte Wässer, sogenannte Sauerstoffwässer, haben bis zu 8-fachen Gehalt an Sauerstoff als natürliche Quellwässer. Mir scheint es, als ob dieser Kniff über das Ziel hinausschießt. Es wird meines Erachtens zu viel Sauerstoff in das Trinkwasser eingebracht. Dabei wird meist isolierter, medizinisch-technischer Sauerstoff (O_2) aus einer Chemie-Gasflasche/-Patrone in solche Wässer eingeblasen. Dieser steht unter hohem Druck und beinhaltet stressende, oxidierende Bestandteile. Dieser Sauerstoff ist nicht mit dem in der Natur vorkommenden zu vergleichen. Dieser steht nur unter atmosphärischem Druck. In der Natur kommt Sauerstoff nicht als einzelnes Gas vor. Die Atemluft ist eine Mischung aus verschiedenen Gasen. Eine natürliche Möglichkeit, Trinkwasser mit Sauerstoff anzureichern, ist, es in Gläsern ein paar mal umzuschütten.

Natürliche Wässer mit organischen Mineralien sind äußerst selten. Fast alle bekannten Wasserquellen haben anorganische Mineralien. Deshalb wählst Du vorteilhaft ein mineralarmes, von alleine entspringendes Quellwasser. Ein Großteil der abgefüllten Quell- und Mineralwässer ist leider aus gebohrten Quellen und wird zur Haltbarmachung mit Kohlensäure versetzt, ozonisiert oder bestrahlt.

Der Begriff "Tafelwasser" wird festgelegt von der Mineral- und Tafelwasser-Verordnung. Tafelwasser kann an jedem beliebigen Ort, auch an mehreren Orten, abgefüllt werden. Es darf aus verschiedenen Wässern und auch aus Zusätzen (beispielsweise weitere anorganische Mineralien) künstlich zusammengestellt werden. Alles Wasser, das in Gasthäusern aus den Zapfhähnen kommt, ist Tafelwasser. Denn nur solches darf in Containern abgefüllt werden. Mineral- und Quellwässer müssen dagegen in Gasthäusern für eine Unterscheidungsmöglichkeit in Flaschen serviert werden.

Bitte wähle, um Flüssigkeit aufzunehmen, nicht an Stelle des Wassers andere Getränke wie beispielsweise alle Limonaden, koffeinhaltige Getränke oder Wein. "Wasser" ist nicht einfach mit "Flüssigkeit" gleichzusetzen. Dies wäre ein großer Irrtum. Würdest Du mit einer Cola Deine Fenster putzen?

4. SEGNE DEIN TRINKWASSER!

Das Bewußtsein in der Bevölkerung zu Wasser wird immer differenzierter. Viele Firmen, welche Wasserbelebungsgeräte vertreiben, sind aufgetreten. Leitungswasser ist alleine wegen des Rohrleitungsdrucks als biophysikalisch "tot" zu bezeichnen. Zimmerpflanzen wollen daher nicht gerne frisch entnommenes Leitungswasser.

Nun bieten Firmen Geräte an, welche das Leitungswasser auf verschiedenste Art und Weise aufwerten sollen. Manche der Geräte sind einfach und scheinen kompliziert, manche sind auch kompliziert. Viele der Wasserbelebungsgeräte sind sehr teuer und manche davon kosten sogar einige Tausend Mark. Bei genauem Hinsehen läßt sich feststellen:

- Manchmal fließt das Wasser nur kurz am Frequenzgeber vorbei. Dann ist der Belebungseffekt nicht fest eingeprägt.

- Manchmal kommt nach dem Wasserbelebungsgerät (zum Beispiel im Keller montiert) noch eine weitere Rohrleitung. Die Versorgungsrohrleitungen und der Rohrleitungsdruck haben die Eigenschaft, das Wasser stark zu destrukturieren.

- Manchmal ist das verwendete Verfahren wirkungslos oder nicht ausgereift. Oder es kann technisch überzüchtet sein.

- Möglicherweise kann das verwendete Verfahren auch die schlechten Energiemuster im Wasser verstärken, nicht nur die positiven. Negative Energiemuster erhält es durch die vielen Schadstoffe. Selbst nach Herausnehmen aller Stoffe sind deren Frequenzmuster noch im Wasser vorhanden.

- Manchmal wirken nach der Wasserbelebung noch andere Frequenzgeber auf das Wasser ein. Dies kann Elektrosmog sein aus Kaffeemaschinen, Wasserkochern, Mikrowelle oder durch ungünstige Anordnung aus Elektroleitungen, Handy-Telefonen, Magnetplatten, Computern und TV-Bildschirmen oder ähnlichen Vorrichtungen. Es ist auch ein "funkender"

Ehestreit, welcher ein Glas Wasser ungenießbar werden läßt. Es werden durch Streit nicht nur die Körpersäfte sauer, sondern auch die ausgeströmte Energie von Wütenden läßt das in der Nähe befindliche Wasser "sauer" werden. Dies beobachtete ein langjährig verheirateter Wasserforscher und erzählte mir davon.

Ich glaube an das Göttliche in Dir, in allen Menschen und in der gesamten Natur. Ich bin überzeugt davon, daß jeder sein Wasser für sich segnen kann und dies auch tun sollte. Die Segnung Deines Trinkwassers solltest Du in Dankbarkeit dem Schöpfer gegenüber durchführen. Bitte Gott dieses Wasser für Dich wertvoll zu machen und danke ihm dafür. In diesem Fall wirst Du daraus besonderen Nutzen ziehen. Jedes bewußte und dankbare Trinken bringt viel mehr Nutzen als gedankenloses Hinunterstürzen.

Lege großen Wert auf den Energiegehalt und die Vitalität Deines Trinkwassers. Reinige, belebe und vitalisiere es aber auch bereits vor Deiner persönlichen Segnung durch die Mittel der Natur. Aber denke nach: brauchst Du dafür unbedingt ein teueres Wasserbelebungsgerät? Ein Gerät, in das man nicht reinsehen kann? Wäre das überhaupt ein Verfahren, das in der Natur vorkommt? Und kann es "Leben" geben? Entscheide Du selber!

<u>Hier sind für Deine Wahl einige natürliche Alternativen:</u>

- Gib einige Tropfen *"Elixier der Jugend"* in das Wasser.

- Gib einen ¼ Teelöffel Tiefen-Meerwasser (siehe S. 57) pro halben Liter Trinkwasser hinzu.

- Lege Kräuter, Wurzeln, Rindenstücke oder Trockenfrüchte in das Wasser und laß sie einige Stunden einwirken. Gut geeignet dazu sind beispielsweise Berberitzenbeeren oder Lapacho-Tee vom "Baum des Lebens".

- Stelle die Flasche mit Wasser für einige Stunden in die Sonne zum Aufladen, bevor Du das Wasser trinkst. (Das

Lagern von Flaschenwasser sollte aber kühl und dunkel erfolgen.)

Die energetische Verbesserung von Trinkwasser ist genauso wichtig wie dessen Reinigung von den Schadstoffen! Bei einer notwendigen Reinigung durch einen Dampfdestillierapparat beispielsweise hat man hinterher negativen Elektrosmog im chemisch reinen Wasser. Du solltest deshalb dampfdestilliertes Wasser nie ohne weitere natürliche Vitalisierung trinken.

Allgemeiner Elektrosmog, weltweit in der Umwelt, wird übrigens zu einer immer größeren Gefährdung für unser Körperwasser. Metalle im Körper wie Amalgam, Schrauben, Nägel und die Verhütungs-Spirale wirken zusätzlich noch als Antennen für die schädlichen elektromagnetischen Strahlen. Dieser Elektrosmog beeinflußt das Körperwasser und das Trinkwasser beständig. Er ist eine starke negative Belastung des Körpers. Unser Körper besteht zu 70 % aus Wasser. Diese bekannte Tatsache und die Beeinflußbarkeit des Wassers legen uns besonders nahe, alle Arten von Elektrosmog und schlechter Energie zu meiden und ausnahmslos positive Gedanken zu verfolgen.

Am besten, es liegt Dir ein unbelastetes, mineralarmes und reifes Quellwasser als Ausgangswasser vor. Dieses ist in der Qualität sehr hoch einzuschätzen, da es die vielen natürlichen Verwirbelungen erfahren hat. Da Wasser immer fließen soll, ist es am besten immer frisch zu zapfen. Es kann gut sein, daß auch in Deiner Nähe eine geeignete Quelle existiert. Es macht Dir bestimmt Spaß, wenn Du auf die Suche gehst und zu Erkundigungen aufbrichst. Kläre aber ab, ob Verunreinigungen durch Landwirtschaft und Industrie die Quelle beeinflussen.

In Flaschen abgefülltes Wasser hat durch die großtechnischen Abfüllanlagen und Behandlungsmethoden allzu oft schon einen Großteil seiner Qualität eingebüßt. Es kann ihm zum Beispiel folgendes widerfahren sein:
- Pumpenförderung aus tief gebohrter Quelle,
- Weiterleitung durch Pumpenbetrieb von der Quelle zur Abfüllanlage,
- Druckentgasung,

- Filtrierung,
- Eisen-Entzugsverfahren,
- Schwefel-Entzugsverfahren,
- Cadmium-Entzugsverfahren,
- Mangan-Entzugsverfahren,
- Arsen-Entzugsverfahren,
- Versetzen mit Kohlendioxid-Gas (CO_2),
- Versetzen mit weiteren Zusätzen,
- Ozonisierung,
- Bestrahlung,
- Hochdruckabfüllung in die Flaschen im Abfüllwerk,
- Abfüllung in unnatürliche Plastikflaschen,
- Falls fehlerhafte Abfüllung, dann sind Keime oder Reste von Reinigungsmitteln in der Flasche möglich,
- Laserbestrahlung durch automatische Füllhöhenbestimmung im Abfüllwerk,
- Laserbestrahlung bei Einbrennung des Haltbarkeitsdatums in das Flaschenetikett (bei bereits gefüllter Flasche),
- Barcodelabel und eine Laserbestrahlung durch die Barcode-Lesegeräte.

Die Auswahl von Flaschenwasser sollte keinesfalls gedankenlos geführt werden. Als mein bevorzugtes, stilles Flaschenwasser kann ich Dir "PLOSE naturale" aus Südtirol empfehlen. Es entspringt auf 1830 m Höhe in den Südtiroler Dolomiten. Es gehört zu den reinsten Quellwässern Europas überhaupt. Es hat ausgezeichnete Meßwerte. Ich konnte bisher sicher noch nicht alle vermarkteten ganz stillen Flaschenwässer kennenlernen und ausführliche Informationen über deren Behandlungsweisen erhalten. Doch "PLOSE naturale" hinterließ bis jetzt bei mir den frischesten Geschmack und den besten Eindruck bei meinen fachlichen Recherchen.

Wissenschaftler nennen das von mir empfohlene Vorgehen eine **biochemische** und **biophysikalische Wasseraufbereitung**. Ich glaube, man kann es auch mit **"Reinige und Segne Dein Trinkwasser!"** bezeichnen, wobei ich natürlich den religiösen Handlungen und Einstellungen nicht zu nahe treten möchte.

Negative Energien und Energieblockaden im Körper können durch Wasser auch ausgeschieden beziehungsweise abgeleitet werden. Dies bestätigt mir meine Erfahrung bei der Kühlung und Wasseranwendung bei Sportverletzungen und muskulären Verspannungen im Hochleistungssport. Leider scheint aber bis heute den Sportmedizinern das Verständnis dafür zu fehlen.

Früher war bei fast allen Arten von Beschwerden der schnelle Griff zum Eisspray (-35°C bis -25°C) die Norm. Tatsächlich erfror man damit Körperstellen oder betäubte sie zumindest nachhaltig. Vermeintlich positiver Effekt war: der Schmerz war erst mal weg oder stark gemindert. Der Betroffene glaubte sich von der Beschwerde oder der Verletzung weitgehend geheilt, um umgehend oder wenigstens baldmöglichst die Aktivität wieder aufnehmen zu können. Dies führte oft zu weit größeren Verletzungen bis hin zu Dauerschäden und Sportinvalidität bei wiederholt gleicher Vorgehensweise.

Anschließend ging man dazu über, künstliche Kältepacks (-25°C bis -10°C) auf die betreffenden Stellen zu legen, anstatt das Eisspray zu benutzen. Der negative Effekt war der gleiche, nur mit weniger Ausmaß.

Dann erkannte man, daß nässende Eiswürfel (-5°C bis 0°C) als Auflage besser sind. "Gib Eis darauf!" verlangten die meisten Sportler bei fast allen Beschwerden. Man wußte vielleicht nicht wieso, aber es schien ein besseres Verfahren als das des künstlichen Kältepacks zu sein. Es ist deswegen besser, weil es weniger kalt ist, und - mit meinen seitherigen Ausführungen in diesem Buch ist es leichter verständlich - weil Eis aus Wasser ist. Ein Teil der Eiswürfel schmilzt und dieses Schmelzwasser leitet negative Energien und Energieblockaden von den Muskeln oder betroffenen Stellen ab.

Dann ging man zum heutigen Standard über. Man verwendet sogenanntes "Hot Ice", um es auf die betreffenden Stellen zu bringen. Man erkannte, daß die mit Eiswürfel bepackten Stellen immer noch zu stark abkühlen und der reine Betäubungseffekt sich gar nicht recht rentiert: Zu starkes Abkühlen stellt ein Betäuben dar und verzögert den Heilungsprozess. Dann gibt es, wie erwähnt, Folgeschäden aufgrund der wegen vermeintlicher Beschwerdefreiheit zu früh erfolgten Neu- oder unmittelbaren Weiterbelastung. Bloßes Betäuben des Schmerzes ist - durch was auch immer es geschieht (Kälte, Tabletten oder Spritzen) - wie folgende Situation: Dein Nachbar kommt und klingelt, um Dir zu sagen, daß Dein Haus brennt. Du aber schneidest den Klingeldraht durch, um in Deiner Arbeit nicht gestört zu werden. Der Schmerz entspricht Deinem warnenden Nachbar.

"Hot Ice" ist eigentlich gar kein Eis, sondern Wasser, in dem noch einige Eiswürfel schwimmen (0°C). Dies funktioniert ein weiteres Stück besser. Man nimmt an, daß nun die richtige Kühltemperatur getroffen ist. Die erneute Verminderung der seither so betäubenden Kälte war sicherlich ein Schritt in die andere Richtung. Entscheidend aber ist: Nun wird erstmals richtig mit Wasser behandelt. Das Wasser leitet energetische Blockaden ab, nämlich Fehlenergien aufgrund von Verletzung, Verspannung, Überlastung oder Stoßwirkung von außen. Nach meinem Verständnis ist es noch vorteilhafter, wenn sich die Eiswürfel bereits vollständig verflüssigt haben. Dann ist die Wassertemperatur nicht 0°C, sondern weist einige Plusgrade auf, am besten +4°C. Mit +4°C erwischt man die optimale Wassertemperatur. Denn bei seinem Ausnahmepunkt von +4°C (s.S. 13) ist Wasser immer am energiereichsten, am vitalsten, am lebendigsten. Ich nenne solches Wasser in der Kühlbox "Melted Ice" ("Geschmolzenes Eis").

Ein sehr großer Teil des wirklichen Effektes der Anwendung von "Melted Ice" liegt also in der Ableitung von falschen Energien, die aufgrund von Überlastung, Verletzung oder traumatischen Fremdeinwirkungen entstehen. Daneben in einer äußerlichen Zufuhr positiver Schwingung bei entsprechend energetisiertem Wasser. Der Wert der Kühlung an sich tritt in den Hintergrund. Es ist schon von Vorteil, einen durch das Wettkampfgeschehen überhitzten Muskel bei Verletzung etwas in der Temperatur herunter zu nehmen. Darüber hinaus sollte "Melted Ice" mit +4°C Temperatur aber nicht vordergründig zur andauernden Kühlung benutzt werden, sondern nur zu einer Ableitung in vernünftigem Ausmaß. (Für einen angeschlagenen Sportler kann übrigens fließendes kaltes Wasser eines gesunden Baches ausgezeichnete Dienste leisten. Freilich ist dies aber nicht oft möglich.)

Daß der reine Kühleffekt tatsächlich in den Hintergrund tritt, zeigen gezielte Anwendungen in der Aufwärmphase. Man kann einen Schwamm Wasser über den Muskeln ausdrücken. Der ableitende Effekt kann daraufhin einen wegen vermeintlichen Muskelproblemen unschlüssigen Sportler doch noch erfolgreich zum Einsatz bringen. Natürlich wäre es Unsinn, gerade in der Aufwärmphase eine Wirkung durch Kühlung zu erhoffen. Solche Wassererfolge können jedoch nicht verallgemeinert werden. Es hängt von der Fallgeschichte ab und vom Einfühlungsvermögen des Sportmasseurs und des Sportlers selber. Marathonläufer sollten überlegen, ob sie sich an den Verpflegungsstellen nicht zusätzliches Wasser reichen lassen (keine Isodrinks), um es über ihre Beine zu gießen.

5. WARUM FORSCHER BEI DER SUCHE NACH DEM "ELIXIER DER JUGEND" SCHEITERN

Unzählige waren auf der Suche nach dem *"Elixier der Jugend"*: Junge, Alte, Kranke, Gesunde, Abenteurer, Hobbyforscher, Wissenschaftler, Expeditions-Teams, Seefahrer, moderne Welt-Jetter, Schriftsteller, Naturärzte, Vagabunden, Naturliebhaber, etc. ... Manche verbrachten in leidenschaftlicher Weise viele Jahre, Jahrzehnte oder sogar den Großteil ihres Lebens auf der Suche nach dem Jungbrunnen, in der Hoffnung, es sei sogar ein Elixier zum Mitnehmen.

Die allermeisten von ihnen haben es nicht gefunden oder nicht erkannt, trotz mehr oder weniger großem persönlichem Einsatz. Und dennoch gaben sie, angetrieben von einer unerschöpflich vorhandenen inneren Kraft, ihre Suche erst spät oder sogar zu Lebzeiten nie auf. Wie ist ihr Wirken einzuschätzen?

➢ Große körperliche, geistige und finanzielle Anstrengungen, unermüdlicher Forschergeist, Idealismus und Leidenschaft brachten immerhin für viele den ausgesprochen großen Erfolg zu ahnen, daß man sehr nah dran ist, nur ein sehr kleines Stückchen entfernt von dem so sehr gesuchten Jugendwasser. Und, daß man bis dahin gut gearbeitet hatte.

➢ Auch der Weg war ein Ziel. Führte er doch vielleicht mit Leidenschaft zum intensiven Kennenlernen vieler anderer Dinge, anderer Menschen und zum Erleben besonderer Augenblicke. Ein Leben mit Bewußtsein und Enthusiasmus, abwechslungsreich und gegenwärtig, selbstbestimmt und fesselnd.

➢ War die Suche nur der Weg einer anderen, viel größeren Suche nach Gott und deshalb ein besonderer Erfolg?

➢ Die Suche und ihre Dokumentation bereiteten den Weg für andere Forscher zu einem ähnlich geführten Leben. Neue Freundschaften haben sich deswegen aufgetan und die neuen Forscher haben von den alten gelernt.

Gibt es das *"Elixier der Jugend"* irgendwo auf der Welt? Vielleicht sogar in verschiedenen Regionen? Denn warum sollte der Schöpfer nur eine Region auf der Welt mit so großem Reichtum ausgestattet haben? Aber wie ist es zu finden und wo ist es? Viele Forschende wußten vielleicht lange Zeit, daß sie kurz davor sind, darum haben sie instinktiv immer wieder neue, junge Leidenschaft für die Suche entfachen können.

Viele sind aufgrund ihrer konzentrierten Arbeit auch tatsächlich darauf gestoßen, haben aber nicht erkannt, daß sie das Ziel erreicht hatten.

Und einige sind wie aus Versehen darübergestolpert und haben ebenfalls nicht erkannt, daß sie am eigentlichen Ziel waren.

Und einige, die es gefunden hatten, konnten nicht glauben, daß es das *"Elixier der Jugend"* ist, obwohl man es ihnen womöglich erklärt hatte. Sie schienen vielleicht etwas anderes erwartet zu haben, das ihrem eigenen Verständnis entsprach.

Andere, die es ebenfalls in den Händen hatten, zerstörten es aus Unwissenheit durch falsche Verarbeitung und Anwendung.

Und so verwarf man die Sache, und sie geriet wieder in Vergessenheit. Bis zum heutigen Tage, wo Du diese Zeilen liest ... und wo die Zeit gerade JETZT dafür reif ist: in den Tagen der größten Umweltzerstörung und der größten gesundheitlichen Probleme und des Anbeginns eines neuen Jahrtausends und vielleicht eines neuen Zeitalters und Bewußtseins!

Gehen wir der Frage auf den Grund, warum es von solchen Suchern nicht wirklich entdeckt wurde:

1. Nie war das Elixier notwendiger als heute. Es ist kein Zufall, daß es erst jetzt verstärkt in unser Bewußtsein rückt. Denn es ist ein Produkt für ein neues bevorstehendes Zeitalter der Wiederversöhnung mit der Natur, mit den Mitmenschen und mit Gott.

2. Es schien zu einfach zu sein, als daß es glaubhaft ist.

3. Die physikalisch-technischen Möglichkeiten waren früher noch nicht weit genug entwickelt, um bei der Suche und der Prüfung Hilfestellung zu leisten. Nur empfindsame, spirituelle Naturmenschen, überwiegend die Einheimischen und deren Heilkundige, wußten den wahren Wert.

4. Wichtig ist die Fragestellung: Aus welchem Grund gingen die Menschen auf eine intensive Suche nach dem *"Elixier der Jugend"*? Wie schon erwähnt, es waren viele grundverschiedene Personen. Und jeder hatte sein ureigenstes Motiv. Jeder hatte seine ureigensten Erwartungen an das Elixier, was es ihm bringen könnte und wie er es zu nutzen plante. Dies war allen vergeblichen Suchern gemein und dieser Grundgedanke war bei allen der gleiche, nur die Auslegung war individuell: **Junge** wollten Meister werden, **Alte** wollten wieder jung werden, **Kranke** versprachen sich Heilung, **Gesunde** wünschten eine Lebensversicherung, **Abenteurer** versprachen sich Lebenskraft und gefahrloses Draufgängertum, **Hobbyforscher** hofften auf einen großen Wurf, **Wissenschaftler** erwarteten Eingang in die Geschichte, **Expeditions-Teams** beabsichtigten vielleicht groß zu verdienen, **Seefahrer** wollten die Angst vor Skorbut und anderer Mangelkrankheit abstreifen, **moderne Welt-Jetter** zielten auf ein ewiges Playboy-Dasein, **Schriftsteller** suchten den Stoff, der sie ins Rampenlicht bringt, **Naturärzte** zielten auf die Weltheilung oder große Anerkennnung, **Vagabunden** erhofften sich ein ewig sorgloses Leben und **Naturliebhaber** wollten der übrigen Welt vielleicht fanatisch zeigen, daß sie im Recht sind.

Jeder verband die Suche nach dem Elixier mit persönlichen Erwartungen und Erfolgen. Jeder glaubte, daß das Elixier seinen momentanen Zustand gewaltig verbessert, ja daß es sogar auf sein eigenes Leben und seine eigenen Vorstellungen exakt zugeschnitten sein müßte. Denn sonst wäre es ja kein richtiges Elixier.

Niemand kam auf den Gedanken, daß diese selbstdienliche Motivation überaus hinderlich ist, das Elixier zu finden oder zu erkennen. Persönliche Erwartungen in ein Projekt, in eine Sache oder auch in einen Menschen basieren immer auf subjektiven

Grundannahmen wie "dies, was ich mache ist richtig und das andere ist falsch, und das Neue muß meinen Vorstellungen entsprechen." Solche Grundannahmen sind zumeist schlichtweg Wunschdenken oder sie stehen "auf dem falschen Gleis". Wir tun gut daran, unsere Ansichten über "die Welt" oder über "eine gerechte Welt" jeden Tag auf´s Neue in Frage zu stellen und zu überdenken, statt auf ihnen, einmal übernommen, ungeprüft weiter aufzubauen. Je weiter wir bauen, ohne die eigene Basis ausreichend immer wieder in Frage zu stellen, desto größer ist eines Tages die Enttäuschung, wenn wir merken, daß wir ein Luftschloß gebaut haben. Dann ist nicht die "schlechte Welt" oder "der/die Andere" dafür anzuklagen, sondern wir selbst haben diesen Fehler zu verantworten.

Die Annahme des Anwenders, daß das Elixier seine Wünsche erfüllen wird, gründete also auf der subjektiven Einstellung, daß sein seitheriges Leben und Gedankengut dem richtigen Zustand entsprach und er für das große Wunder der Natur jetzt bereit gewesen wäre. Tatsächlich ist diese Sichtweise möglicherweise überaus selbstkritiklos, wenn nicht sogar überheblich. **Nicht, wie die Forscher erwarten, wird das Elixier wirken. Sondern so, wie die Wirkung perfekt ist im Sinne der Natur und im harmonischen Zusammenspiel mit den weiteren vitalen Lebenskomponenten.** Lautere Gedanken, Absichten und Lebensjahre der Forscher können aber durch die zivilisatorische Lebensweise leider tatsächlich so naturfremd gewesen sein, daß die Wirkung des Elixiers erstmal anders eintrat als erwartet.

Gleichwohl wird das *"Elixier der Jugend"* aber auch diese Menschen beglücken können, indem es ihre Versäumnisse ausgleichen und ihr Fehlverhalten korrigieren hilft. Es muß sie erst für spätere Erfolge bereit machen. Damit beschert es dem Anwender eine unerwartete Wirkungsweise und zeigt eine (Selbst-)Erkenntnis auf, welche er unter Umständen gar nicht haben möchte. So haben viele Leute das Elixier vor Augen gehabt, es aber nicht sehen können, weil sie dachten, das kann oder soll es nicht sein. Und so haben viele Leute das Elixier in den Händen gehabt, es aber nicht erkannt.

Ein anderer Weg wäre, die Forscher suchen ohne jegliche Erwartungen und Voreinstellungen, statt dessen mit der festen Überzeugung, das Elixier zu finden und es so zu akzeptieren, wie es dann auch ist. Das Rationalisieren von ungewöhnlichen Erlebnissen leitet fehl. Akzeptieren dessen, was ist, so wie es ist, ist unerläßlich in allen Lebenssituationen. Ich habe erfahren, daß es gut ist, Absichten zu haben, aber keinerlei Erwartungen zu hegen und keinerlei Forderungen zu stellen! Mache Dich nicht von einem bestimmten Resultat abhängig! Erwartungen und Forderungen bringen nie etwas, außer vielleicht Stillstand und Probleme. Eine bloße Absicht, mit Leidenschaft verfolgt, eröffnet dagegen neue Erfolge und Perspektiven.

Es gab Wissenschaftler, welche Flüssigkeiten vermarkteten, die in sehr komplizierten technischen Arbeitsgängen hergestellt wurden. Mir steht es nicht zu, solche Verfahren zu beurteilen. Doch ich möchte zu bedenken geben: Wir sollten nie versuchen, die Natur im Labor technisch zu duplizieren. Das *"Elixier der Jugend"* sollte meines Erachtens vollkommen natürlich sein!

6. DAS *"ELIXIER DER JUGEND"*: DIE KOMPONENTEN

Folgende Anforderungen muß ein Elixier erfüllen, um es als *"Elixier der Jugend"* bezeichnen zu können:

1) Das Elixier muß für alle Menschen zur Einnahme geeignet sein und perfekt im Sinne der Natur wirken. Dabei ist perfekt im Sinne der Natur übergeordnet über mögliche vordergründige Wünsche des Anwenders. Die Anwender können großen Nutzen aus dem Elixier ziehen, auch wenn es vielleicht vorerst auf einer anderen Ebene wirkt als zunächst erwartet. Die Weisheit der Natur wird es regeln.

2) Gesundheit und Jugendlichkeit werden im Einklang mit der Natur erzielt, da der Mensch ein Teil der Natur ist. Das Elixier muß vollkommen natürlich sein, darf also nicht durch technische Methoden geschaffen worden sein. Das Elixier ist frei von Verunreinigungen. Negative Nebenwirkungen sind bei vernünftiger Anwendung deshalb ausgeschlossen.

3) Das Elixier ist ein besonderer Energielieferant, vorzugsweise ein Energiemeer (= biophysikalisch) von allen drei großen Energien: nämlich kosmischer Energie, Sonnenenergie und Erdenergie.

4) Das Elixier ist ernährungsphysiologisch (= biochemisch) ungemein wertvoll, vorzugsweise indem es alle 84 in der Erde und im menschlichen Körper vorkommenden Elemente in organischer Form enthält. Jedes Element erfüllt seinen eigenen Zweck im menschlichen Körper und ist Teil und Grundlage für weitere Molekülverbindungen.

5) Das Elixier strukturiert Wasser im und auch außerhalb des menschlichen Körpers in hohem Maße und bringt es in eine sehr hohe kristalline Ordnung.

6) Das Elixier soll, sofern es in flüssigem Zustand ist, viele natürliche Verwirbelungen erfahren haben.

7. DIE FORMEL:
KRISTALLINES SALZ AUS DEM HIMALAYA

Das Wasser von Hunzaland

Kommen wir auf organisch mineralisiertes Trinkwasser einiger weniger Naturvölker zurück. Widmen wir uns dem Wasser von Hunzaland im Himalaya.

Hunzaland befindet sich in Nordpakistan im Karakorum-Gebirge. Das Wasser stammt von großen und kleinen Gletschern des 7329 m hohen Mount Ultar. Auf dem Weg ins Tal nahm es früher auf geheimnisvolle Weise alle die 84 vorkommenden Mineralien in gelöst-organischer und kolloidal-organischer Form auf. In heutiger Zeit sind es wegen der Umweltverschmutzung nur mehr 70 bis 74.

Das Wasser ist bei Ankunft im Tal sehr trübe.

Das Wasser nimmt auf seiner Reise ins Tal auch übliche grobstoffliche Mineralien auf. Davon werden zwar viele vom Fluß durch den Fließ- und Wirbelprozeß wieder ausgewaschen, doch den restlichen Teil dieser grobstofflichen Mineralien trinken die Hunzakuts mit ihrem Trinkwasser ebenfalls mit. Für sie bedeutet dieses kein Problem. Denn sie erhalten aus dem organischen Mineralienanteil im Wasser und den reichhaltigen Mineralien in den vielen Früchten und Gemüsen als betont große Frischkostesser schon lebenslang eine unerschütterliche Gesundheit. Durch die Bewässerung ihrer Terassenfelder mit dem Gletscherwasser sind die angebauten Pflanzen in der Lage grobstoffliche Mineralien in organische Elemente umzuwandeln.

Wann sind Mineralien organisch und wann anorganisch?

Durch Osmosevorgänge passieren Flüssigkeiten schnell die mikroskopisch kleinen Blutgefäße in den Wandungen des Dünndarms. Von dort gelangen sie durch die Pfortader zur

Leber, um von ihr verarbeitet und/oder an den Bestimmungsort weitergeleitet zu werden. Für den schnellen Durchgang durch die Membrane der Zellen am Bestimmungsort ist diese Kleinheit ebenfalls wichtig. Gelöste und kolloidale Mineralien sind klein genug, um zusammen mit den Flüssigkeiten schnell in die Leber zu gelangen und dann den Zellen zur schnellen Verwertung zur Verfügung zu stehen. Für die komplikationslose Verwertbarkeit müssen die Mineralien aber auch noch organisch sein.

"**Organisch**" bedeutet **klein genug** für osmotische Vorgänge und zugleich Beinhaltung der drei großen Energien: **kosmische Energie**, **Sonnenenergie** und **Erdenergie**.

Pflanzen haben die Eigenschaft anorganische, grobstoffliche Mineralien zu zerkleinern und sie in gelöste und kolloidale Form zu überführen. Dabei beleben Pflanzen sie mit diesen drei Energien.

Organische Mineralien in einer kolloidalen Größe dienen als Kristallisationskeime für die Strukturierung von Wasser, als Katalysatoren, als Nährstoffe, als Baustoffe für kompliziertere Nährstoff- und Gewebe-Moleküle, sowie als Träger für andere Nähr- und Baustoffe.

Organische Mineralien in gelöster Form dienen als einfache Nährstoffe, als Baustoffe für die komplizierteren Nährstoff- und Gewebe-Moleküle, als Trägerstoffe und als Information selbst.

Kosmische Energie

Kosmische Energie ist die stets vorhandene, allumfassende Energie. Sie verbindet alles im Universum miteinander. Es handelt sich um eine besondere, feinstoffliche Energie. Vielleicht ist es der Atem Gottes. (Feinstoffliche Energien waren immer bekannt. Sie waren seit Menschengedenken in verschiedenen Kulturen, Wissenschaften und Religionen mit über 700 Begriffen benannt und untergliedert worden. Einige bekanntere Begriffe sind: Liebe, Prana, Chi, Telesma, Yesod, Heiliger Geist, Manitu,

Wodan, Vril, Helioda, Odische Kraft, Orgon, Innergie, Synergie, Bioplasma, Nullpunkt-Energie, Tachyonen-Energie, freie Energie und Raumenergie.)

Sonnenenergie

Sonnenenergie gibt uns Licht, Wärme, Geborgenheit und viele andere wichtige Dinge. Sie spendet uns eine unglaubliche Lebenskraft, macht uns froh und nimmt Einfluß auf unseren Vitalstoffhaushalt. Sie ist an sich Teil der kosmischen Energie, nimmt aber einen ganz besonderen Stellenwert für die Erde ein.

Erdenergie

Auch unsere Mutter Erde gibt uns besondere Energie. Wer kennt nicht die Weisheit "Es ist wichtig mit beiden Beinen fest auf dem Boden zu stehen!"? Ohne "Erdung" heben wir ab und verlieren das Gleichgewicht. Wir leben von der Mutter Erde. Unsere Pflanzen wachsen auf dem Mutterboden und nehmen mit ihren teils tiefen Wurzeln besonders stark die Erdenergie auf.

Wenn wir nun frische rohe Früchte und Gemüse verzehren, nehmen wir organische Elemente auf. Diese sind nicht nur so klein, daß sie für die osmotischen Transportvorgänge im Körper geeignet sind und ganz besondere physikalische Eigenschaften haben, sondern sie beinhalten auch noch kosmische Energie, Sonnenenergie und Erdenergie.

Die pflanzliche Frischkost verliert ihren dynamischen Wert bei Erhitzen über +42°C. Hier stirbt das Leben von Pflanzen, Tieren und Menschen ab. Über dieser Temperaturgrenze "vergehen" beziehungsweise verklumpen die Kolloide und das umgebende Wasser in und außerhalb der Zelle verliert seine Struktur. Die Kolloide können dann - so vermutet man - ihre Aufgabe als Kristallisationskeime nicht mehr erfüllen. Sie verlieren ihren typischen Aufbau der Oberfläche. Enzyme sterben ab. Kolloide sind Enzyme. Aber auch kompliziertere Enzyme in Molekülform verlieren ihre Lebensfähigkeit. Gelöst-organische Mineralien werden ebenfalls anorganisch. Ihre Lebensinformation wird zerstört, ihr außergewöhnlicher "Magnetismus" durch ihre drei besonderen Energien erlischt, die besonderen Energien werden gelöscht. Dies spricht zweifellos für eine Frischkost-Ernährung. Bitte lesen Sie dazu bei Interesse mein Sporternährungs-Buch *"HOCHGEFÜHL - Sporternährung in neuer Sicht"*. Dieses ist für alle Gesundheitsinteressierten von großem Nutzen.

Wir könnten nun zum Beispiel als Nahrungsergänzung gelöste Mineralien oder kolloidal gemahlene Mineralien aus Präparaten zu uns nehmen. Solche Nahrungsergänzungen würden einfach nur entsprechend kleine Partikel, Ionen oder Atome sein. Es fehlt ihnen die kosmische Energie, die Sonnenenergie und die Erdenergie, welche Pflanzen transformieren. Der Körper kann sie nur zu einem kleinen Teil (not)verwerten, in Ermangelung organischer Mineralien. Wurden sie verwertet, sind sie doch nur Bausteine von einer sehr schlechten Qualität. Sie verursachen Schwachstellen. Der nicht aufgenommene Teil wird im Körper entweder abgelagert oder kommt wieder zur Ausscheidung.

Mit grobstofflichen Mineralien kann der Körper noch weniger etwas Vernünftiges anfangen. Sie sind anorganisch und zu groß. Es hat keinen Sinn, Kies oder Eisennägel zu essen, obwohl deren Bestandteile die selbe chemische Summenformel besitzen wie die entsprechenden organischen Atome, Ionen und Kolloide. Grobstoffliche Mineralien lagern sich ebenfalls im Körper ab, wenn sie nicht ausgeschieden werden können.

Gelöste und kolloidale Mineralien in anorganischer Form sind zwar wegen ihrer Kleinheit vom Körper leichter notzuverwerten als die grobstofflichen Mineralien. Dennoch benötigt der Körper für einen ausgezeichneten Betrieb die gelösten und kolloidalen Mineralien in organischer Form. Der Körper freut sich sehr über solche organischen Mineralien, welche also auch die drei großen Energien besitzen. Nur sie ermöglichen einen zuverlässigen Aufbau sowie Erhalt unseres Körpers ohne Schwach- und Bruchstellen.
Alle über +42°C erhitzte, eingedoste oder chemisch hergestellte Nahrungsmittel und Mineralienpräparate sind anorganisch oder

beim Herstellungsprozeß anorganisch geworden. Durch Erhitzen oder technisches Verarbeiten büßen organische Mineralien ihre besondere Lebenskraft ein. Sie verlieren ihren "Magnetismus" der beschriebenen drei großen Energien. Die Kolloide werden zerstört und ballen zusammen. Sie besitzen kein Zetapotential mehr und können das Zellwasser nicht mehr strukturieren. Dies wäre aber nötig, denn die Hitze reißt Flüssigkristallstrukturen aufgrund hoher thermischer Schwingungen auseinander. Für die Zellen und die Zellzwischenräume ist nicht mehr ausreichend strukturiertes Wasser verfügbar. Es beginnt die Dehydration der Zellen und die Zellzwischenräume verunstalten. Manche Zellen ballen aneinander, andere werden weiter auseinandergedehnt. So arbeiten sie gehemmt. Lichtübertragungen durch Photonen von der DNA auf Zellbestandteile benötigen flüssigkristallines Wasser als lichtleitendes Medium. Ist dies nicht gegeben, ist der Informationsaustausch behindert. Zusätzlich nimmt aufgrund des Strukturverlustes noch die Zähflüssigkeit des Blutes zu. Die zusätzlichen Ab- und Einlagerungen von anorganischen Stoffen beschleunigen das ganze Geschehen. Verklumpte Kolloide sind auch als ordentliche Nährstoffe nicht mehr geeignet, sie wurden anorganisch.

Die gelösten und kolloidalen Mineralien im Wasser von Hunza sind auch als organisch zu bezeichnen, wie ich im Folgenden begründe.

Wie kommen alle die 84 (beziehungsweise 70 bis 74) Mineralien und diese in organischer Form in das Hunza-Wasser?

Gletscherwasser ist in der Regel sehr reines Wasser. Es hat nur wenig Mineralien. Gletscherwasser ist strukturiertes Wasser, wie auch in einigen Abbildungen die erwähnte Fototechnik von Masaru Emoto zeigt. Dies kommt vermutlich durch den langen Weg und Aufenthalt in unverschmutzter Natur.

Strukturiertes Wasser ist wegen seiner exakten Geometrien (Eiskristalle, flüssigkristalline Clusterbildung, Tetraederstruktur der Elektronenorbitale) eine Antenne ins Kosmische und für Sonnenenergie. Es nimmt dabei auch die 84 verschiedenen Energiefrequenzen auf, welche den 84 auf der Erde und im menschlichen Körper vorkommenden Elementen entsprechen. Denn jede Materie entspricht letztendlich verdichteter Energie. Jedem Element entspricht eine eigene Schwingungsfrequenz. (Physiker benutzen Formeln, um die Materie in Energie und umgekehrt umzurechnen. Die Materialisierung von Energie ist die tägliche Arbeit der Pflanzen. Die Gewinnung von Energie aus Materie kennen wir alle aus großen und kleinen Kraftwerken einschließlich unserem Körper.)

Dies erleichtert folgendes Geschehen: Befindet der Gletscher sich in der Nähe einer ganz besonderen *kristallinen Salzmine*, diffundieren die organischen Mineralien aus diesem *kristallinen Salzvorkommen* durch die darüber liegenden Erdschichten ins Gletscherwasser. Die Gletscher selber sind von der energetisch besonders hochwertigen *kristallinen Salzmine* weiter entfernt, als das ins Tal abfließende Wasser. Dieses fließt sehr nahe über dieses unterirdische *kristalline Salzvorkommen.* Deshalb nimmt es viel mehr Mineralien auf als der Gletscher. Verstärkt wird das möglicherweise auch, weil das abwärts stürzende Wasser noch natürlich verwirbelt ist. Daß dieses Wasser ursprünglich von Gletschern kommt, ist nicht so sehr entscheidend. Es geht auch mit natürlichen, strukturierten Wässern aus anderer Herkunft.

Kristallines Salz sammelte alle drei große Energien (kosmische Energie, Sonnenenergie, Erdenergie) über den langen Zeitraum von vielen Jahrmillionen. Die Mineralien des *kristallinen Salzes* sind deshalb organisch. Dem entsprechend sind die gelösten und kolloidalen Mineralien im Hunzawasser auch als organisch zu bezeichnen. Deshalb ist das Wasser von Hunza ein Elixier.

Es wird von anderen Forschern folgende Erklärung für das Auftreten der Kolloide im Wasser von Hunzaland beschrieben: Durch Reibung von schweren Gletschern auf den Schotterbetten werden diese bis zur kolloidalen Größe gemahlen und der entstehende Kleinststaub fließt mit dem Gletscherwasser ab. Dieses Mahlen bis zur kolloidalen Teilchengröße erscheint mir nicht plausibel. In diesem Fall wären die Mineralien zudem nicht als organisch zu bezeichnen, und das Wasser von Hunza hätte deutlich weniger Lebenskraft, als wenn die Mineralien aus der *kristallinen Salzmine* in einem organischem Zustand ins Wasser diffundieren.

Was ist Salz?

Speisesalz

Bei der kommerziellen Herstellung von Speisesalz **(= Koch-, Siede-, Marken- oder Tafelsalz)** wird in der Regel mit einer flüssigen Sole als Ausgangsprodukt gearbeitet. Entweder wird dazu fest gewonnes *kristallines Salz* nach grober Brechung und erster Aufbereitung in Wasser verflüssigt. Oder eine sogenannte Bohrlochsolung mit Wasser erschließt direkt ein *kristallines Salzvorkommen* durch Anbohren und Auflösen des *kristallinen Salzes* in Wasser. Die Rohsole wird mit Kalkmilch/Natronlauge und Soda versehen, um den Kalzium- und Magnesiumanteil herauszufällen. Danach wird die Sole eingedampft, um das Salz in fester Form zu erhalten. Es wird sehr hohen Temperaturen (bis zu +150°C) ausgesetzt dabei. Man spricht deshalb auch von Siedesalz. Anschließend wird das Salz noch mit Zusätzen versehen und die Salzkörnchen werden überzogen. Ohne den Überzug würden sie nicht richtig aus dem Streuer rieseln. Oft verwendete Trennmittel/Rieselhilfsstoffe sind zum Beispiel E500 (Natriumcarbonate), E535 (Natriumferrocyanid) oder E551 (Siliziumdioxid). Ebenfalls erlaubt sind nach dem Weltstandard aluminiumhaltige Verbindungen. Diese werden in Deutschland jedoch üblicherweise nicht verwendet.[10],[11] Weiterhin zugesetzt wird oftmals anorganisches Jod und anorganisches Fluor. Die Siebung der Korngrößen erfolgt mittels Vibrator-, Turbo- oder Ultraschallsieben.

Im *kristallinen Salz* ist der Anteil des Natriumchlorid (NaCl) zwischen 97 % und 99 %. Das daraus gewonnene Speisesalz beinhaltet je nach Herstellungsverfahren dann zu 99,95 % oder 99,99 % Natriumchlorid.

Der 0,05 % -Rest beziehungsweise 0,01 % -Rest enthält als nicht entfernte Komponenten auch alle weiteren vorkommenden Spurenelemente, die sich im *kristallinen Salz* befinden.[11],[12] Alle diese Spurenelemente sind durch die Verarbeitungsschritte jedoch auch anorganisch geworden. Für industrielle, technische Anwendungen, für die chemisch besonders reines NaCl nötig ist, können diese Spurenelemente durch zusätzliche, aufwendige Reinigungsmethoden wie Extraktion, Fällung, Ionenaustausch, Vakuumverdampfung noch weiter entzogen werden. Es ist mit entsprechendem (nicht rentablem) Aufwand sogar möglich, aus Meerwasser und damit auch aus Salzsole chemische Rohstoffe wie Gold, Platin und andere zu gewinnen.

Warum wird das natürliche und organische *kristalline Salz* solchen technischen Behandlungen unterzogen? Es wird so verfahren, weil die Frage, ob das Leben im Salz erhalten wird oder nicht, bei der Herstellung noch nicht beachtet wird. Bei weitem wird Kochsalz nämlich nicht vorrangig als Lebensmittel produziert. In der Industrie wird großtechnisch Natriumchlorid (NaCl) gebraucht für die Herstellung von Farbstoffen, Plastik, PVC-Material, Glas, usw. ... Dafür werden 80 % der gesamten Weltsalzförderung verwendet. Weitere 12 % verwendet man als Auftausalz für den Strassenverkehr im Winter, 5 % dienen als sogenanntes Gewerbesalz, das heißt, es wird für verschiedene kleinere technisch-gewerbliche Zwecke (Galvanisieren, Seifen, Keramiken, Erdölbohrungen, usw.) eingesetzt. 2,25 % werden als Nitritpökelsalz vertrieben und nur 0,75 % macht übliches Speisesalz für Küche und Eßtisch aus.[10] Das Speisesalz ist bisher letztlich ein billiges Vor- oder Nebenprodukt aus den großtechnischen Zwecken.

In der Geschichte wurde wegen immer höherer Fördermengen die frühere Handgewinnung und die Handverarbeitung der Kelten schon bald zurückgedrängt. Die Förderung und/oder Verarbeitung durch Wasser in Form von Salzsole wurde das bevorzugte Verfahren. Eingedampftes Siedesalz ist deshalb das vorherrschende Salz für den Haushaltsgebrauch geworden.
Leider vergehen durch die Hitzeanwendung die organischen Mineralien/Spurenelemente des *kristallinen Salzes* und werden anorganisch. Dies ist der wichtigste Grund, warum das übliche

Speisesalz für seine gesundheitsschädlichen Wirkungen bekannt geworden ist. Natrium ist das wichtigste benötigte Mineral in der Nahrung für uns. Leider ist jedoch die anorganische Form nicht verwertbar. Und so leidet der übliche Speisesalzanwender in der Tat unter chronischem, organischem Natriummangel. Was vom anorganischen Natrium nicht ausgeschieden werden kann, wird abgelagert. Wegen des großen Durstes nach Salz verzehrt man aber weiter kochsalzhaltige Nahrungsmittel mit anorganischem Natrium statt organischem. Eine unglückliche Spirale beginnt.

Im menschlichen Blutplasma und in den Zellzwischenräumen (Interstitium) sind Natrium-Ionen (Na^+) und Chlorid-Ionen (Cl^-) die mit großem Abstand am häufigsten vorkommenden Ionen. Ungefähr 100 Gramm gelöstes NaCl enthält der gesamte Flüssigkeitshaushalt unseres Körpers. Die gleiche Menge ist grob geschätzt nochmal in Knochen, Sehnen und Knorpeln. Dafür benötigen wir jeweils organisches Natrium und Chlorid. Tatsächlich aber führen die meisten Menschen dem Körper täglich 5 bis 15 Gramm anorganisches Kochsalz zu. Folglich wird ihr Hunger nach Salz immer stärker und der Mangel immer größer.

Erst wenn der Mangel bedrohlich wird, stellt der Körper auf einen Notmechanismus zum Überleben um. Dann notverwertet er zu einem gewissen Teil anorganisches Natriumchlorid. Dies erklärt, warum für manche übliches Kochsalz lebensrettend ist (Infusionslösung), während es für andere gesundheitsschädlich wirkt. (Allerdings ist die für Infusionen benutze Kochsalzlösung nur für Nicht-Frischköstler geeignet. Für Rohköstler können die anorganischen Inhalte der Infusionslösung sehr problematisch sein, da sie sich auf organische Mineralien eingewöhnt haben.)

Eine der oft beschriebenen Negativwirkungen von Speisesalz ist Bluthochdruck. Diesen allerdings alleine dem Kochsalzverzehr anzulasten, ist nicht richtig. Das wäre eine Alibi-Beschuldigung, um sich selbst nicht in den anderen Faktoren Bewegungsmangel Übergewicht, Fehlernährung, Alkohol, Streß, Rauchen und ähnlichem ändern zu müssen. Am allgemeinen Bluthochdruck hat natürlich nicht die Salzindustrie Ursache, sondern die gesamte Lebensweise der betroffenen Menschen. Am wenigsten Ursache hat das ursprüngliche *kristalline* Salz an sich, denn unbehandeltes *kristallines Salz* ist, so wie es vorkommt, ein *Salz des Lebens*. *Kristallines Salz* hat sehr große Neutral- und Vitalkraft.

Der anorganische Kochsalzverzehr schlägt unter bestimmten Voraussetzungen besonders negativ an: Nämlich, wenn es in relativ großen Mengen
a) in einen sehr reinen Organismus gelangt. Dann wirkt es sehr ungewohnt für den Körper. Der Körper reagiert mit einer Vergiftungsreaktion.
b) von einem sehr verschlackten Organismus aufgenommen wird. Übergewichtige und Ältere kommen hier zum Beispiel in Frage. Das schon mit Schlacken vorgefüllte Faß läuft über, Kochsalz ist dabei der Auslöser.

Nicht so stark schlägt der anorganische Kochsalzverzehr an, wenn Du irgendwo dazwischen liegst. In diesem Fall ist es ein Schlackenstoff, der sich im Körper langsam aber stetig ablagert und schleichend steigende Beschwerden verursacht.

Anorganisches Salz will der Körper eigentlich loswerden, damit es sich nicht einlagert. Der besonders salzige Schweiß von Sportlern bezeugt dies. Bei Menschen, welche sich kaum bewegen, nicht schwitzen und zu wenig Wasser trinken, wird das meiste leider aber doch abgelagert.

Organisches Natrium ist genau das, was wir eigentlich dringend brauchen. Sind wir nervlich gereizt, kann oft die Aufnahme von organischem Natrium durch geeignetes *kristallines Salz* eine sofortige Besserung bringen. Der große Appetit auf organisches Natrium kommt von der Übersäuerung der Körpersäfte und dem akutem organischen Natriummangel für unsere Nerven. Von vielen Menschen wird außerdem Salz verlangt, weil gekochte Speisen ohne jegliches Würzen fad und abstoßend schmecken.

Der wichtigste Mineralstoff, den wir benötigen, ist organisches Natrium. Wenn wir es aber nicht erhalten können, bedeutet es unseren Mineralstoffmangel Nr. 1. Organisches Natrium wirkt als alkalisierender Puffer im Säuren-Basenhaushalt. Da dies anorganisches Natrium nicht kann, wird vom Körper als Ersatz organisches Kalzium herangezogen, um die Übersäuerung zu mildern. Daraus entsteht Mangel an organischem Kalzium, bis hin zum Abbau in den Knochen und Zähnen. Aus organischem Natriummangel entsteht analog organischer Kaliummangel, sowie ein organischer Magnesiummangel. Organisches Natrium kann das anorganische Kalzium (Kalk) flüssig halten und zur Ausscheidung bringen. Es ist außerdem sehr wichtig für Nerven, Motorik, Gelenke, Leber, Galle, Magen und die Dünnflüssigkeit von Blut und Lymphe.

Auch das zugesetzte Jod im jodierten Speisesalz ist anorganisch und nicht verwertbar. Eine 27 Jahre dauernde Jodierung des Speisesalzes in der Schweiz zeigte, daß die Kropferkrankungen nicht gesunken, sondern um 30 % gestiegen waren.[13] Der Körper reagiert sehr sensibel auf anorganisches Jod. Jod ist ein wichtiger Bestandteil der Schilddrüsenhormone. Jeder Tropfen Blut im Körper fließt viertelstündlich durch die Schilddrüse. Die Schilddrüse steht mit allen anderen Drüsen durch die Hormone in engem Kontakt. Alle Drüsen beeinflussen sich gegenseitig. Sie sind die Steuerung des Körpers. Anorganisches Jod kann hier sehr viel durcheinander bringen und eine ganze Kette von Störungen verursachen. Deshalb meide besser alle Jodzusätze, sie sind stets anorganisch! "Jodmangelgebiet" ist Deutschland übrigens in folgendem Zusammenhang: die Ackerböden sind generell an allen Elementen ausgelaugt. Der Jodgehalt fällt hier nicht aus diesem Rahmen.

Salzlecksteine für das Vieh sind oft leider gepresste Stücke aus Siedesalz und nur manchmal reine *kristalline Salzstücke*. Sie sind verschiedentlich noch mit einigen anorganischen Zusätzen versehen. Das Vieh braucht aber ebenfalls ursprüngliches, nicht verunreinigtes *kristallines Salz* für sein Wohlergehen.

Meersalz

Das Meer ist reich an Leben, sofern es noch unverschmutzt ist. Alle 84 Elemente sind im Meer in gelöster und kolloidaler Form, durchaus auch als organisch "light" ("leicht") zu bezeichnen, denn gesundes Meer besitzt auch zu einem gewissen Teil flüssigkristalline Strukturen und positive Energie. Meersalz aus getrocknetem Meerwasser hat deshalb alle 84 vorkommenden Elemente in gut verwertbarer Form.

Beim Austrocknen oder Verdunsten des Meerwassers gehen die gelösten Natrium- und Chlorid-Ionen ins kubische Ionengitter der Salzkristalle über. Dieses gleicht aneinandergeschichteten Würfelreihen, wobei an jeder Würfelecke jeweils abwechselnd ein Natrium- und ein Chlorid-Ion sitzt. Die anderen gelösten Mineralien/Spurenelemente (Ionen und Atome) werden dabei als unregelmäßige Besetzung in das Gitter jeweils anstatt eines Natrium- oder Chlorid-Ions eingebaut. Kolloidale Mineralien/ Spurenelemente werden vom Gitter an Stellen umschlossen, an denen sich ein Bruch oder eine Unregelmäßigkeit befindet. Darunter befinden sich selbst einige Natriumkolloide, denn für die ordentlichen Gitterplätze kommen nur die Ionen oder Atome in Frage. Bei der natürlichen Trocknung entstehen manchmal auch kleine Hohlräume in den Körnern.

Wichtig ist, daß die Trocknung - am besten Sonnentrocknung - bei Temperaturen unter +42°C erfolgt. Ist dies gewährleistet und erfolgen keine weiteren Behandlungen, kann man aus Verzehr von Meersalz guten Nutzen ziehen. Leider wird nun Meersalz in den meisten Fällen auch der Hitze ausgesetzt, wie durch Reinigungsverfahren und durch Siedeverarbeitung. Dann sind zwar noch die Spurenelemente vorhanden, aber leider wurden sie durch die Hitze anorganisch. Darüber hinaus gibt es auch vollständig künstlich hergestelltes "Meersalz" zu kaufen, kaum jedoch wirklich unerhitztes, unbehandeltes Meersalz.

Das Salz sollte aus unbelastetem Meer stammen, was nicht selbstverständlich ist. Meist wird Meersalz bei Deltamündungen von großen Flüssen eingetrocknet. Dort findet man zwar wegen des flachen Terrains ideale Arbeitsbedingungen vor, dafür aber auch sehr verschmutztes Meer.

Tiefen-Meerwasser

Alle 84 Elemente sind im Meer in gelöster oder kolloidaler Form, durchaus auch als organisch "light" ("leicht") zu bezeichnen, denn gesundes Meer besitzt auch zu einem gewissen Teil flüssigkristalline Strukturen und positive Energie. Meerwasser aus sauberen Regionen, vorzüglich Tiefen-Meerwasser, wird filtriert mit einer Filtergröße von 0,1 Mikron (µ). Dies entfernt Kleinstlebewesen und die natürlichen Verunreinigungen. Übrig bleiben alle 84 Mineralien in gelöster und kolloidaler Form. Es ist deshalb sehr wertvoll im ernährungsphysiologischen Sinne. Auch ist ein guter biophysikalischer Aspekt gegeben. Dieses Wasser eignet sich vorzüglich zum Würzen und "Salzen" von Salaten und anderen Speisen. Verwende es dabei in Spritzern oder nach Geschmack auch geringfügig mehr. Die Zugabe von Tropfen auf angeschnittene Früchte, Gemüse, Salate und auf deren frischgemixten Säfte verbessern diese im Geschmack und in der Wertigkeit, indem ihr Zellwasser besser strukturiert wird und seltene verwertbare Spurenelemente hinzugefügt werden. Destilliertes Wasser wird bereits bei Zugabe von ¼ Teelöffel pro halben Liter effektiv energetisiert und ernährungsphysiologisch aufgewertet.

Der kundige Ernährungsspezialist Dr. Norman Walker aus den USA wurde 116 Jahre alt. Er betonte oft die Wichtigkeit der Aufnahme von <u>allen</u> vorkommenden Mineralien, um sie den Körper für seine Erneuerung zur Verfügung stellen zu können. Er empfahl dazu gefiltertes Meerwasser. Gleichzeitig empfahl er dieses Meerwasser zur Energetisierung von Trinkwasser und der Aufwertung von frisch zubereiteten, rohen Fruchtmischungen zu verwenden. Er hatte damit den "kleinen Bruder" des *"Elixiers der Jugend"* in Verwendung. (Bezeichnenderweise empfahl er auch *kristallines Salz* zu verwenden.)

Der Gesamtmineraliengehalt von Meerwasser der offenen Ozeane ist durchschnittlich 35 g/ltr. Das Tiefen-Meerwasser beinhaltet also 35 g/ltr verwertbare Mineralien, denn diese wurden nicht ausgefiltert.

Für die Fertigung einer isotonischen Tiefen-Meerwasser-Lösung (= 30 %-ige Meerwasser-Lösung) gibt man

300 ml Tiefen-Meerwasser auf 700 ml Wasser.

(Eine isotonische Lösung hat einen osmotischen Druck wie das menschliche Blutplasma und die Zellzwischenräume).

Kristallines Salz

Kristallines Salz wird unterirdisch aus einem Salzvorkommen gewonnen. Es entstand aus dem Vertrocknen eines Urmeeres. Dies geschah mehrmals im Zeitraum von vor etwa 100 bis 550 Millionen Jahren. Das heißt also auch, *kristallines Salz* war einmal Meerwasser. Alle 84 Elemente schwimmen im Meer in gelöster oder kolloidaler Form.

Beim Austrocknen oder Verdunsten des Meerwassers gehen die gelösten Natrium- und Chlorid-Ionen ins kubische Ionengitter der Salzkristalle über. Dieses gleicht aneinandergeschichteten Würfelreihen, wobei an jeder Würfelecke jeweils abwechselnd ein Natrium- und ein Chlorid-Ion sitzt. Die anderen gelösten Mineralien/Spurenelemente (Ionen und Atome) werden dabei als unregelmäßige Besetzung in das Gitter jeweils anstatt eines Natrium- oder Chlorid-Ions eingebaut. Kolloidale Mineralien/ Spurenelemente werden vom Gitter an Stellen umschlossen, an denen sich entweder ein Bruch oder eine Unregelmäßigkeit befindet. Darunter befinden sich selbst einige Natriumkolloide, denn für die ordentlichen Gitterplätze kommen nur die Ionen oder Atome in Frage. Bei der natürlichen Trocknung entstehen manchmal auch kleine Hohlräume in den Körnern.

Durch Erdverlagerungen wurde danach das sonnengetrocknete Meersalz in unterirdische Schichten verfrachtet. Durch großen geotektonischen Druck entstand daraufhin aus diesem Meersalz das kompakte *kristalline Salz*. *Kristalline Salzvorkommen* sind je nach ihrem Fundort von wenigen Metern bis zu einigen Hundert Metern dick. Die Kristallgitterstruktur wurde viel kompakter, die kleinen Korngößen verschwanden.

Kristallines Salz ist kristallklar, wenn es eine ununterbrochene Kristallstruktur hat. Weiß ist es, wenn die Kristallgitterstruktur immer wieder unterbrochen ist. Eine gelbliche, orange oder rote Farbe kommt durch höhere Eisenanteile im ppm-Bereich (1 ppm = 1 part per million = 0,0001 Prozent). Je intensiver die Farbe, desto mehr Eisen-Teilchen sind eingelagert. Blaue und violette Farbe kommen seltener vor. Diese entstanden durch besondere Zusammensetzungen und Druckverhältnisse. Blaues *kristallines Salz* ist für hyperaktive Kinder stark heilend. Es wirkt generell für alle Menschen sehr heilend. Violettes Salz ist mit Vorsicht anzuwenden. Es bringt großen Nutzen in der Krebstherapie. Hellrosa-violettes Salz ist für die beginnende Krebstherapie, dunkel-violettes Salz eignet sich, nachdem unglücklicherweise eine Chemotherapie den Körper zerstört hat. Für hypersensible Menschen ist violettes Salz zu intensiv!

Durch die Kristallstruktur des *kristallinen Salzes* (= Edelstein-Salz = Steinsalz) begannen die Mineralien mit der Zeit immer mehr Energien aufzunehmen und dadurch noch mehr organisch zu werden. Das *kristalline Salz* reifte heran. So wird es jetzt gefördert.

Kristallines Salz ist vielfach auch bekannt unter dem Fachnamen "Steinsalz". Dieser Name leitet sich von "Edelstein-Salz" ab, erinnert aber nicht mehr wirklich an die ursprüngliche Edelstein-Einschätzung. Er zieht eigentlich gewichtig "in den Boden", während der Name "*kristallines Salz*" locker schwingt und den bioenergetischen Aspekt viel besser aufgreift und ihn mit der Ernährungsphysiologie des Salzes verbindet.

Wenn das kristalline Salz in Wasser aufgelöst wird, gehen die an den Ecken sitzenden Natrium- und Chlorid-Ionen in Lösung über. Ebenso auch die Mineralien (Ionen und Atome), die gelegentlich an den Gitterplätzen anstelle des Natriums oder Chlorids eingelagert waren. Die eingeschlossen Kolloide gehen in das Wasser und bleiben dort erhalten. Immer, wenn wir *kristallines Salz* verzehren, wird es spätestens im Körper in Wasser aufgelöst.

In Kristallen sind Energie und Information gespeichert. Daher, und weil die freiwerdenden Kolloide als Kristallisationskeime dienen, wird das Wasser durch *kristallines Salz* strukturiert. *Kristallines Salz* beinhaltet alle 84 vorkommende Elemente, weil es früher Salz eines (Ur-)Meeres war. Die Mineralien sind dabei in organischer Form wegen der Kristallstruktur. *Kristallines Salz* beinhaltet die drei großen Energien.

Kristallines Salz besitzt **kosmische Energie**. Die perfekten Geometrien des Kristalls sind Antennen in das Universum. Indianer sprachen davon, daß Kristalle die Augen, Ohren, Mund und Nase von Mutter Erde sind und so die Erde mit dem Universum kommuniziert. Sie glauben, daß Kristalle sogar ein Bewußtsein haben und lebendig sind. Diese Meinung vertreten nun auch Wissenschaftler aus der Neuen Physik.

Kristallines Salz beinhaltet **Sonnenenergie**, welche bei der Austrocknung der Urmeere und welche durch Sonnenlicht bei der Förderung aufgenommen wurde. Darüber hinaus ist das *kristalline Salz* fähig, weitere Sonnenenergie bei geeigneter Lagerung aufzunehmen. Deshalb solltest Du das *kristalline Salz* möglichst in der Sonne aufbewahren!

Kristallines Salz besitzt **Erdenergie** durch seine lange Lagerung in Kristallform, geschützt im Bauch der Erde.

Kristallines Salz aus dem Himalaya

Kristallines Salz aus dem Himalaya ist natürliches Salz in seiner hochwertigsten Form. Es beinhaltet alle 84 Mineralien in der organischen Form. Dabei ist *kristallines Salz aus dem Himalaya* die reinste und energiereichste Art. Es ist (bitte vergiß aber nicht die Gedankenkraft) eine außergewöhnlich wirkungsvolle Möglichkeit Wasser natürlich zu strukturieren. **Kristallines Salz aus dem Himalaya ist das "Elixier der Jugend"**!

Kristallines Salz aus dem Himalaya ist mit 550 Millionen Jahren noch deutlich älter als Salz beispielsweise aus dem deutschen Berchtesgaden (200 Millionen Jahre) oder dem deutschen Borth (220 Millionen Jahre). Es hat am längsten Energien sammeln können und es ist deswegen noch mehr gereift. Das gesamte Himalaya-Gebiet ist ein geologisch hochenergetischer Platz. Die verfügbaren Erdenergien sind dort am größten. Dies hat große Auswirkung auf die Qualität des Salzes. Die Vorkommen sind groß und mit sehr geringen Verunreinigungen. Der organische Silberanteil ist besonders hoch. Die Salzernte geschieht in sehr großem Respekt vor der Natur. Eine eigene Salzsprache, eigene Salzrituale und tiefe Ehrfurcht zeugen hiervon im Himalaya.

Kristallines Salz aus dem Himalaya ist biophysikalisch gesehen ein pures Energiemeer in den drei großen Energien: Erdenergie, Sonnenenergie und kosmische Energie. Es ist in der Lage diese Energien dem Anwender zuzuführen, sowie Wasser hochgradig zu strukturieren. Es bringt Wasser in lebenden Organismen in eine höhere Ordnung, das bedeutet in eine höhere kristalline Phase. Gibst Du es auf (angeschnittene) frische Früchte und Gemüse, werden deren Fruchtwässer besser strukturiert und die Früchte werden wieder wohlschmeckender. An sich wäre dies nicht notwendig, da im Idealzustand das Fruchtwasser frischer Früchte, Salate und Gemüse schon richtig strukturiertes Wasser ist. Tatsächlich hat es aber Ordnung eingebüßt, wenn "verbrennende" Düngemittel, Spritzmittel und Umweltgifte aus der Luft oder naturfremde Anbaumethoden eingesetzt werden. *Kristallines Salz* verbessert den Geschmack und die Wertigkeit von frischen Früchten und Gemüsen in wenigen Sekunden. (Es kann aber Spritzmittel nicht unschädlich machen.)

Auch körpereigenes, menschliches Wasser in und außerhalb der Zellen wird von *kristallinem Salz* wieder in eine höhere Ordnung gebracht. Dieses Wasser ist das eigentliche Medium, in dem alle Körperfunktionen ablaufen. Es muß hoch strukturiertes Wasser sein. Durch unsere unnatürliche Lebensweise mit Streß, falscher Ernährung und negativen Gedanken verliert unser Körperwasser zunehmend seine Ordnung und Struktur. Gleichzeitig werden Schlackenstoffe eingelagert. Im fortgeschrittenen Stadium wird auch das Gehirnwasser und die Rückenmarksflüssigkeit vom Strukturverlust betroffen und auch hier werden Schlackenstoffe eingelagert. Achte daher verstärkt auf einen reinen Körper und einen natürlich hohen Ordnungsgehalt Deines Körperwassers.

Das *kristalline Salz aus dem Himalaya* liegt in hochwertiger Form vor. Es ist ein Schatz aus der Natur für die Rückkehr der Menschen zur Natur. Es ist von besonders hoher energetischer Schwingung. *Kristallines Salz aus dem Himalaya* beinhaltet alle 84 in der Natur und im menschlichen Körper vorkommenden Elemente. Sie sind in organischer Form, weil sie eingebettet sind in die drei großen Energien (Erdenergie, Sonnenenergie und kosmische Energie). Diese transformieren sonst Pflanzen, um organische Mineralien zu schaffen. Es ist außerordentlich wichtig, die Mineralien in organischer Form aufzunehmen. Und genauso wichtig ist es, <u>alle</u> Elemente, aus denen der Körper besteht, mit der Nahrung zu verzehren. Es sind die gleichen Elemente, aus denen auch die Erde besteht. Wir sind ein Teil der Erde und unser Körper ist aus ihr geboren. Wir benötigen alle diese Elemente in organischer Form in unserer Nahrung. Die Menge ist dabei bei vielen nur in Spuren. Wir brauchen aber unbedingt alle Mineralien, um unsere Zellen immer wieder zu erneuern, vital und jung zu erhalten.

Nicht alle Nährpflanzen sind aufgrund ihrer Charakteristik in der Lage alle Mineralien aus dem Erdreich aufzunehmen. Selbst dafür geeignete Pflanzen können dies kaum mehr erreichen. Denn hier stoßen wir auf das meines Erachtens alarmierendste Umweltproblem unserer Zeit:

Diese gravierende Problematik, mit der wir uns sicherlich in nächster Zukunft verstärkt konfrontiert sehen müssen, ist eine, welche in den Medien noch gar nicht richtig erschienen ist. Es handelt von der Abnahme, der Auslaugung, der Verseuchung und der Abtötung unseres Erdmutterbodens. Der Mutterboden schwindet in erschreckendem Ausmaß. Der verbliebene Rest ist durch Fehlbewirtschaftung völlig ausgelaugt, so daß heute etwa alle 20 bis 25 Jahre der Vitalstoffgehalt der Kulturpflanzen um etwa die Hälfte abnimmt. Dazu ist er verseucht durch unzählige Spritzmittel und global verteilte Umweltgifte.

Kürzlich hörte ich in einem Referat[14] vom Regierungsdokument des Landwirtschaftministeriums der USA aus dem Jahre 1936 (Nr. 264). Es besagt, daß der Boden in den USA nur mehr 15 % des Mineraliengehalts wie 100 Jahre zuvor aufweist. Dies war 1936 (!), natürlich sofern die Angaben im Referat richtig waren.

Biologisch gezogene Früchte und Gemüse sind von dieser Entwicklung genauso betroffen, sie sind nur etwas langsamer darin eingebunden. Auch biologisch gezogene Kulturpflanzen nehmen in der Qualität immer mehr ab. biologisches Obst und Gemüse sind oft auch durch unnatürliche Züchtung entstanden, unnatürlich gewachsen, unreif geerntet und falsch gelagert.

Wer glaubt, daß die Gentechnik all diese Mängel beheben kann, spielt nach meinem Naturverständnis schon russisches Roulette mit der ganzen Revolvertrommel voller Patronen.

Vom modernen Nahrungsmittelverfall sind Fleischesser, welche die längste Nahrungsmittel- und Produktionskette in Kauf zu nehmen haben, am eklatantesten betroffen. BSE ist zur Zeit in aller Munde. Ist es Rinderwahnsinn oder Menschenwahnsinn? Faule Tierkadaver werden verarbeitet und pflanzenfressenden Tieren als Futter gegeben. In Sammelstellen werden gebrauchte pflanzliche und tierische Fette eingeschmolzen und wieder als Viehfutterrohstoff verwendet. Schlagen die Tiere jetzt zurück? Was geschieht mit uns, von Natur aus für den Pflanzenverzehr bestimmten Menschen, wenn wir verbrannte, kranke Tierleichen verschlingen? Die momentane BSE-Hysterie Anfang 2001 in Deutschland und die beginnende Maul- und Klauenseuche bei Tieren in Europa sind vielleicht nur die ersten Vorreiter weiterer erschreckender Tatsachen und Skandale. (Bleibe deshalb auf der vegetarischen Seite durch mein Programm *"HOCHGEFÜHL - Sporternährung in neuer Sicht".*)

Es ist sehr wichtig, die vorkommenden Elemente dem Körper in verwertbarer Form zuzuführen. Jedes Element hat seine eigene Funktion. Von manchen brauchen wir nur sehr wenig, aber wir brauchen sie. **Wir benötigen alle vorkommenden Elemente für den Körper, um ihn immer wieder zu erneuern und zu reparieren und regenerieren.** In der alternativen Heilszene sind "Kolloidales Silber" und "Organisches Germanium" bekannt geworden. Sie sollen wirksam sein für die Neutralisierung von schädlichen Keimen, Bakterien, Pilzen, beziehungsweise für die Immunstablisierung und Neutralisierung von freien Radikalen. In Zukunft werden sicher noch andere besondere Wirkweisen vieler weiterer, bisher nicht beachteter, organischer Elemente oder deren Wechselwirkung mit anderen bekannt werden. In *kristallinem Salz aus dem Himalaya* sind Silber, Germanium, Jod und alle anderen Elemente bereits in organischem Zustand enthalten. Auch deshalb ist es das *"Elixier der Jugend"*.

Die Deutschen geben viel Geld für Nahrungsmittelergänzungen aus. Es schafft einen gewaltigen Markt, der auf der Angst oder dem Eingeständnis basiert, man könnte mit der zivilisierten Nahrung und Lebensweise nicht ausreichend bekommen haben. Nahrungsmittelergänzungen in organischer Form gibt es kaum. In organischer, ursprünglicher Form könnte man sie ja auch Lebensmittel nennen. Der überwiegende Großteil des Verkaufs wird durch anorganische, synthetische Präparate erzielt. Diese flicken, wenn überhaupt, nur notdürftig Löcher und reißen viele andere auf. Dadurch entstehen aber potenziert Folgeeinnahmen für die weitere Krankenversorgung. Der Mensch bleibt auf der Strecke. Ich rate Dir, von Anfang an auf die Natur zu setzen!

Löst Du die *kristallinen Salzbrocken* in natürlich verwirbeltem Wasser auf, ist der sechste Punkt meiner Anforderungsliste für ein *"Elixier der Jugend"* ebenfalls noch erfüllt. Es eignet sich dafür besonders ein mineralarmes, von alleine entspringendes, unbehandeltes Quellwasser ohne Umweltgifte. Solches Wasser hat vielleicht über Jahrhunderte oder sogar noch deutlich länger natürliche Verwirbelungen und Levitationskraft gesammelt.

Die Anwendemöglichkeiten von *kristallinem Salz*

A) Die *kristallinen Salzbrocken* mit circa 2 bis 5 cm Länge sind in einem wiederverschließbaren Glas erhältlich. Durch Auffüllen dieses Glases mit geeignetem Quellwasser erhältst Du in etwa 4 Stunden eine **gesättigte, 26,4 %-ige kristalline Salzsole**. Die Prozentangabe ist in Gewichtsprozent. Mehr Salzkristalle lösen sich nicht mehr. Der Rest der *kristallinen Salzbrocken* bleibt im Glas erhalten. Erst nach Verbrauch der Sole und einem Wiederauffüllen mit neuem Wasser werden weitere Salzkristalle aufgelöst. Die gesättigte *kristalline Salzsole* ist über Monate im verschlossenen Glas haltbar.

Wenn Du bei einem erneuten Wiederauffüllen nur mehr wenige Kristalle im Glas hast, füllst Du am besten auch etwas weniger Wasser auf oder gibst zusätzlich neue Brocken ins Glas.

Bitte beachte auch hier: Es ist wichtig, mit welcher Einstellung Du die Kristalle ins Wasser gibst. Eine positive verstärkt die positive Wirkung, eine negative vermindert sie.

Gesättigte *kristalline Salzsole* (= 26,4 %-ig) heißt:

In 1.000 g fertiger Sole sind 264 g *kristallines Salz* gelöst.
Die Dichte einer gesättigten *kristallinen Salzsole* beträgt 1,2 g/ltr.

Für die Herstellung einer gesättigten *kristallinen Salzsole* innerhalb von 4 Stunden

füllt man das Glas mit den kristallinen Salzbrocken mit Wasser auf. Dabei verwendet man mindestens 500 g *kristalline Salzbrocken* auf 500 ml Wasser.

Eine **isotonische** *kristalline Salzlösung* ist eine 0,95 %-ige *kristalline Salzsole*. Die Prozentangabe ist in Gewichtsprozent. Isotonisch heißt, der osmotische Druck in der Lösung entspricht dem osmotischen Druck in den extrazellulären Flüssigkeiten (Blutplasma und Interstitium).

Er beträgt circa 0,3 osmol/kg Wasser. Der osmotische Druck wird durch die Gesamtzahl der in der Flüssigkeit gelösten Teilchen bestimmt. Je nach Zusammensetzung dieser Teilchen errechnet sich dann die isotonische Massenkonzentration in [g Salz / 1.000 mg Wasser] beziehungsweise als Massenprozent-Angabe.

Isotonische *kristalline Sole* (= 0,95 %-ig) heißt:

In 1.000 g fertiger Sole sind 9,5 g *kristallines Salz* gelöst.
Die Dichte einer isotonischen *kristallinen Salzsole* beträgt 1,006 g/ltr.

Für die Fertigung einer isotonischen *kristallinen Salzsole* gibt man

10 g *kristallines Salz* auf 1.040 ml Wasser
oder
30 ml *gesättigte Sole* auf 964 ml Wasser.

---

1 Esslöffel = 10 - 12 ml
1 Teelöffel = 4 - 5 ml

Am besten verwendest Du Holzlöffel oder auch Glaslöffel.

Die gesättigte *kristalline Salzsole* kannst Du verwenden für:

- ✓ Energetisieren von Trinkwasser. Verwende einige Tropfen pro halben Liter.

- ✓ Energetisieren von frischgemixten, rohen Frucht-/Gemüse-Shakes. Verwende einige Tropfen pro halben Liter.

- ✓ Energetisieren von angeschnittenem frischen Obst und Gemüse mit Tropfen.

- ✓ Energetisieren des Waschwassers von frischem Obst und Gemüse. Verwende dafür je nach Wassermenge 1 Teelöffel bis 1 Eßlöffel.

- ✓ Energetisieren des Einweichwassers von Trockenfrüchten und Sprossen. Verwende einen Tropfen.

- ✓ Durchführen einer (auch andauernden) Soletrinkkur: Täglich 1 Eßlöffel in ein Glas Wasser geben und trinken. Dazu trinke über den Tag verteilt 2 Liter Wasser, welche mit einigen Tropfen energetisiert sind. 2 Liter gelten dabei für übliche Kochköstler. Frischköstler trinken einfach nach Befinden und Durstgefühl. Diese Soletrinkkur veranlaßt den Körper aus dem Gewebe zu entschlacken. Wird der Urin dunkel, dann mehr trinken. Es können beträchtliche Gewichtsverluste durch Ausschwemmen von Schlacken aus dem Bindegewebe erreicht werden. Energieblockaden werden abgeleitet. Das Immunsystem erfährt Stärkung. Schädliche Bakterien, Pilze und Keime werden zurückgedrängt. Saure Körpersäfte werden alkalisiert. Drogenentwöhnung aller Art inklusive Süßigkeiten gestaltet sich leichter. Haut, Haare, Nägel und Gelenke profitieren. Das Entschlacken aus dem Gewebe bei dieser Soletrinkkur geht circa 2 bis 3 Wochen in intensiver Weise. Erst danach kommt der ernährungsphysiologische Aspekt mit den 84 organischen Elementen vermehrt zum Tragen. Die Entschlackung geht aber auch danach noch aus tieferen Gewebeschichten weiter, jedoch eher "nebenbei", das heißt in geringerem Maße und kontinuierlich. Besonders in den ersten 2 bis 3 Wochen können Heilkrisen wie Unwohlsein, Durchfall oder ähnliches auftreten. Dies hängt stark vom Verschlackungsgrad des Anwenders ab. Das *"Elixier der Jugend"* gibt dem Körper verloren gegangene Ordnung zurück, welche dieser erstmal zum Saubermachen benutzt. Hier werden sehr viele Anwender vielleicht zum erstenmal damit konfrontiert, daß sie sich entgegen der Naturgesetze ernährt und deshalb Abfallstoffe angehäuft haben. Erst später ist das Elixier Nahrung für den Körper. Dann werden Löcher wirklich geflickt und der Körper wird mit neuer Ordnung aufgebaut.

- ✓ Würzen von Salaten und anderen Speisen mit Tropfen oder Spritzern.

- ✓ Putze Deine Zähne mit 1 Eßlöffel Sole und einer Zahnbürste. Dies schäumt auch etwas. Es regeneriert Deine Zähne und Dein Zahnfleisch und macht Dich natürlich frisch im Mund. Es beeinflußt auch Zahnstein und Zahnbelag positiv und fördert weiße Zähne. Nach dem Putzen einfach ausspucken. 1 Eßlöffel Sole ist als Mundwasser zu einer ausgezeichneten Mundspülung auch zwischendurch sehr angenem.

- ✓ Wasche unreine Haut mit Sole und/oder trage Sole auf die Haut nach dem Waschen auf und lasse sie eintrocknen oder massiere sie ein. Die Haut sollte sich verbessern, wenn nicht besondere innere Vergiftungszustände wie unreiner Zustand im Darm oder eine Übersäuerung durch negative Gedanken vorliegen.

- ✓ Das Einmassieren der Sole in die Kopfhaut abwechselnd mit reichlichen Bürstenmassagen der Kopfhaut regeneriert den Haarboden. Ein gesunde, richtig ernährte und durchblutete Kopfhaut ist Grundlage für einen ordentlichen Haarwuchs. Der Haarboden entspricht dem Ackerboden, die Haare den Pflanzen. Auf einem Boden ohne Nährstoffe gedeiht nichts.

- ✓ Energetisiere das Wasser für Einläufe zur Darmreinigung. Verwende nur einige Tropfen pro Liter, nicht mehr.

Weitere Möglichkeiten:

- ✓ Nimm einen *kristallinen Salzbrocken* mit auf Deine Bergtour oder Deine Sportwettbewerbe, um an ihm während einer Pause kurz zu lecken. Das verschafft Dir neue Energie und alkalisiert Deine Körpersäfte.

- ✓ Verwende einen befeuchteten *kristallinen Salzbrocken* als natürlichen Deostein.

- ✓ Spüle täglich ein- oder zweimal für 5 bis 10 Minuten Deine geöffneten Augen mit **isotonischer** *kristalliner Salzsole* in sogenannten "Augenbadewannen" (hier nicht mit gesättigter Sole!). Dies bringt einen scharfen Blick, den Brillenträger besonders schätzen. Verwende eine körperwarme Lösung.

- ✓ Spüle Deine Nase mit **isotonischer** *kristalliner Salzsole* für eine bessere Nasenatmung. Dazu gibt es eine sogenannte "Nasenspülkanne" aus Glas.

- ✓ Besprühe Brandwunden mit **isotonischer** *kristalliner Sole*, um die Heilung zu beschleunigen und die Narbenbildung zu vermindern.

- ✓ Scheidenspülungen mit **0,5 – 0,7 %-iger** *kristalliner Salz*-Konzentration sind sehr hilfreich bei Scheidenausfluß. Das bedeutet **weniger, als eine isotonische Konzentration** es wäre! Herstellung: Gib 5 bis 7 g *kristallines Salz* auf 1 Liter Wasser oder 15 – 20 ml gesättigte Sole auf 1 Liter Wasser. Zu hohe Konzentrationen können für das Gewebe zu intensiv sein und sogar zur Unfruchtbarkeit führen. Zur Durchführung kann ein Irrigator für Darmeinläufe verwendet werden. Diese sind immer mit einem alternativen Besteck für Scheidenspülungen ausgestattet.

- ✓ Andere (nicht wasserlösliche) Edelsteine werden durch ein 20-minütiges Untertauchen in eine *kristalline Salzlösung* energetisch gereinigt. Bei Neuanschaffung eines Steines, diesen zuerst ganze sieben Tage in diese Lösung legen. Die Konzentration beträgt dafür 2 Teelöffel gesättigte *kristalline*

Salzsole pro 1 Liter natürliches Quellwasser. Gelegentlich sollte der Kristallstein 1 bis 2 Stunden in fließendem Wasser (Bach, Quelle, Fluß) sich zusätzlich regenerieren können. Hin und wieder kann man ihn auch in die Sonne legen zum besseren Aufladen von Sonnenenergie.

B) Gemahlenes *kristallines Salz* aus dem Himalaya ist ebenfalls erhältlich. Es ist besonders auch als streufähiges *kristallines Salz* für die Anwendung in der Küche und am Eßtisch gedacht. Dadurch wird "Salzen" nach Zubereitung der Speisen zu einem gesundheitlich außerordentlich wertvollen Vorgang. Gemahlenes *kristallines Salz* ist sogar höher einzuschätzen, weil es in natürlicher Weise Luftsauerstoff aufnahm (perlt bei einem Auflösen in Wasser nach oben), und weil eine Mahlung mit Liebe und Hochschätzung seine Wertigkeit anhob. Gemahlenes *kristallines Salz aus dem Himalaya* schmeckt ganz vorzüglich!

Das gemahlene *kristalline Salz aus dem Himalaya* kannst Du verwenden für:

✓ Würzen von Salaten und anderen Speisen.

✓ Eine ausgezeichnete Anwendung ist gemahlenes *kristallines Salz* unter der Dusche zu verwenden. Dies streift Negativität ab und vitalisiert den Körper enorm! Unter der Brause den ganzen Körper abduschen, dann Wasserhahn absperren und eine kleine Handvoll gemahlenes *kristallines Salz* über den nassen Körper verreiben. Je nach Empfinden für einige Zeit einwirken lassen, zum Schluß kalt abduschen.

✓ Auf einer Bergtour oder beim Sport kannst Du in einer Pause Deine Beine sehr erfrischen, indem Du gemahlenes *kristallines Salz* auf die zuvor mit Wasser benetzten Beine gibst.

✓ Als Massageöl, Vitalisierungsmittel und Hautpflege kannst Du kaltgepreßtes Olivenöl, Quellwasser und gemahlenes *kristallines Salz* vermischen. Es geht auch kaltgepreßtes

Olivenöl und gesättigte *kristalline Salzsole*. Beide Varianten eignen sich zur Muskelmassage. Eine weitere Möglichkeit für den Masseur ist die Massage mit feinen Salzkristallen auf der Haut, welche sich nicht vollständig in Wasser aufgelöst haben. Dies ergibt eine Haut- und Reflexzonenmassage, welche sich wie Bürstenmassage anfühlt.

✓ Nimm gemahlenes *kristallines Salz* mit auf Deine Reisen für Zähneputzen, Mundspülungen, Soletrinkkur, Energetisieren Würzen, Duschen und Massagen. Du kannst es bei Bedarf in ein Glas Wasser geben und es löst sich sehr schnell auf.

C) *Kristallines Salz* eignet sich vorzüglich für die Anwendung als Bad. Ein **kristallines Salzbad** ist sehr angenehm. Darüber hinaus hat es auch eine große reinigende Wirkung und positiven Einfluß auf Hautirritationen und Hautkrankheit, sowie auf die anderen Zivilisations- und Verschlackungssymptome. Es wirkt auch ausgezeichnet für Kopfhaut, Haare und Nägel. Die Nerven erfahren eine Regeneration und fein verzweigte Nervenbahnen arbeiten wieder "wacher". Man fühlt seine Glieder mit neuem Leben erwachen.

- Für ein leichtes, ausgleichendes Naturbad ist die *kristalline Salz*-Konzentration beispielsweise 0,6 %. Für ein "leichtes" Wannenvollbad (80 bis 160 Liter) benötigst Du etwa 0,5 bis 1,0 kg reines *kristallines Salz*.

- Für ein isotonisches Naturbad liegt die *Salz-Konzentration* bei 0,95 %. Für ein "isotonisches" Wannenvollbad (80 bis 160 Liter) benötigst Du 0,77 bis 1,54 kg reines *kristallines Salz*. Dieses Bad erinnert an die vorgeburtliche Phase in der Fruchtwasser-Sole des Mutterleibs. Es ist beruhigend in der Wirkung.

- Für ein intensives, "durchdringendes" Naturbad soll mehr als eine isotonische Konzentration des Badewassers erreicht werden, beispielsweise 1,4 %. Für ein "durchdringendes" Wannenvollbad (80 bis 160 Liter) brauchst Du etwa 1,1 bis

2,2 kg reines *kristallines Salz*. Der osmotische Austausch aus der Haut wird nun deutlich vermehrt aktiviert und der Entschlackungseffekt ist größer. Dieses Bad ist am meisten ermüdend. (Bei schwächlichen Personen sollte jemand zur Sicherheit nach dem Badenden schauen können.)

Das kleinkörnige *kristalline Salz* im *kristallinen Salzbad*-Sack benötigt etwa 1 Stunde, um sich im Badewasser aufzulösen. Du mußt es also diese Zeit vorher in das Badewasser geben. Weitere Badezusätze brauchst Du nicht. Die Badetemperatur ist vorteilhaft 37°C. Die Badedauer beträgt 20 bis 35 Minuten oder je nach Empfinden. Du solltest den Kopf mehrmals komplett untertauchen mit geöffneten Augen. Die Selbstheilungskräfte des Körpers werden aktiviert. Bioenergetische Schwachstellen gleichen aus. Der Hautstoffwechsel wird angeregt. Mineralien dringen durch die Haut ein. Teste aus, welches der drei Bäder Dir am meisten behagt. Die Bäder sind durch ihre tiefgreifende, reinigende Wirkung beruhigend und eher ermüdend. Für einen vitalisierenden Effekt eignet sich dagegen mehr die Anwendung gemahlenen *kristallinen Salzes* unter der Dusche.

Teilbäder, insbesondere Fußbäder, sind ebenfalls ausgezeichnet. Sie wirken entspannend und ausgleichend auf die Füße und die Wadenmuskulatur. Bei Schweißfüßen und Fußpilz leistet eine Serie von Anwendungen gute Hilfestellung. Hier empfiehlt sich eine mehr als isotonische *kristalline Salz*-Konzentration, wie zum Beispiel 3 % bei den Fußbädern.

Falls offene Hautverletzungen vorliegen darf die *kristalline Salz*-Konzentration nicht höher als isotonisch (0,95 %) sein.

D) Größere *kristalline Salzstücke* ergeben als Dekoration ein angenehmes Raumklima und Raumambiente. Sie sind auch inspirierend.

8. WEITERE FRAGEN

Gibt es *kristallines Salz* auch außerhalb des Himalaya-Gebirges?

Kristallines Salz gibt es auf vielen Plätzen überall auf der Welt. Jede Mine hat eine eigene Charakteristik. Entscheidend für die Qualität sind:
a) der Energiegehalt des Fundortes, das heißt, inwieweit es ein geologischer Kraftplatz ist;
b) das Alter des *kristallinen Salzes*, das heißt, wie lange es im Bauch der Erde lagerte, Energien sammeln konnte und gereift ist;
c) Gewinnung und Verarbeitung mit entsprechender, positiver Einstellung und Motivation, sowie möglichst einfachen Förder- und Verarbeitungsmitteln;
d) die Reinheit der Mine.

Nur an sehr wenigen Fundorten in der Welt kann hochwertigstes *kristallines Salz*, ein "Elixier der Jugend" gefördert werden.

Wie ist die Wertigkeit von anderem *kristallinen Salz* einzustufen?

Das Salz der Erde ist ein Geschenk Gottes.

Kristallines Salz aus dem Himalaya ist wegen seiner besonderen Eigenschaften, wie der sehr hohen energetischen Schwingung, das "Elixier der Jugend". Es ist ausgesprochen kraftvoll. Daher ist es für in der gesundheitlichen und persönlichen Entwicklung fortgeschrittene Menschen effektiver.

Kristallines Salz aus anderen Fundorten durchschnittlicher Art ist ebenfalls sehr wertvoll. Es ist zwar weniger energetisch, ist dadurch aber geeigneter für Menschen, für die die sehr hohe Schwingung des Himalaya-Salzes noch zu intensiv sein kann. Viele werden sich deshalb eher von heimischem Salz angezogen fühlen und es sehr gerne verwenden. Ich möchte deshalb hier auch deutlich für das heimische *kristalline Salz* eintreten, sofern es vollständig naturbelassen ist! Mögliche deutsche Fundorte gibt es mehrere verschiedene, zum Beispiel Borth bei Wesel. Im Berchtesgadener Salzbergwerk wird *kristallines Salz* nur in sehr geringen Mengen trocken abgebaut. Verwendet wird dort sonst die Solegewinnung, da dieses Vorkommen meist mit anderem Material und Gestein vermischt ist.

Kann man auch zuviel trinken vom Tiefen-Meerwasser oder vom "Elixier der Jugend"?

Unverdünntes Meerwasser zu trinken, ist in größeren Mengen eher gefährlich. Dies zu versuchen, hat vielen verunglückten Seeleuten das Verdursten nicht ersparen können. Der sehr hohe Natriumchloridgehalt wäre zu hoch, als daß Meerwasser nur als einziges Wasser getrunken werden könnte. In Not geratene Seeleute können den Tod durch Verdursten übrigens ein wenig hinauszögern, wenn sie ihre Kleider mit Meerwasser tränken. Durch die Haut wird in einem solchen Notfall dann etwas Feuchtigkeit ohne zuviel Salz in den Körper geschleust. Für Bluttransfusionen konnte isotonisch verdünntes Meerwasser sicher verwendet werden, sogar sicherer als Fremdblut. Danach muß man aber Früchte essen und Süßwasser trinken, falls der Zustand die Nahrungsaufnahme gestattet.

Die gesättigte *kristalline Salzsole* ist unverdünnt keinesfalls zum Trinken geeignet. Sie ist noch wesentlich konzentrierter als das Meerwasser und kann nicht getrunken werden.

Bei isotonischen Konzentrationen von Tiefen-Meerwasser und *kristalliner Salzsole* reichen täglich ein, zwei oder auch drei Gläser und für die weiteren, anderen Getränke reichen jeweils Tropfen und Spritzer zum Aufwerten. Weitere Flüssigkeit holst Du Dir am vorteilhaftesten aus Quellwasser, frischen Früchten und Gemüsen. Die Früchte und Gemüse liefern Dir dabei auch weitere Mineralien.

Wie kommt man auf die Anzahl von 84 Elementen?

Die chemischen Elemente (= Mineralien beziehungsweise Spurenelemente) werden im Periodensystem der Elemente nach ihrer Ordnungszahl angeordnet. Das letzte bekannte natürlich vorkommende Element besitzt die Ordnungszahl 92. Bis dahin finden sich zwei Elemente (Technetium, Promethium), welche auf der gesamten Erde bisher noch nicht gefunden wurden. Sie können nur künstlich hergestellt werden und sind radioaktiv. Es sind also 90 in der Natur vorkommende Elemente. Davon zieht man nun noch die sechs Edelgase ab. Edelgase sind flüchtig und entweichen stets aus festen und flüssigen Proben. 90 natürliche Elemente abzüglich den sechs Edelgasen ergibt die Anzahl von 84 bisher bekannten, natürlichen Mineralien/Spurenelementen.

Sofern es noch mehr natürliche Elemente gibt, diese aber mit der heutigen Technik nur noch nicht erfaßt werden können, sind diese im *kristallinem Salz* ebenfalls. Denn es war ursprünglich ein Salz des Meeres. Im offenen Meer sind alle vorkommenden Elemente vorhanden.

Warum sind Geometrien Antennen in den Kosmos?

Bestimmte Geometrien in einer exakten Linienführung bauen Schwingungsmuster auf, also Energiefrequenzen. Dies ist ein Forschungsbereich der Neuen Physik. Gleichwohl waren früher "Platonische Körper" und "Heilige Geometrie" schon lange Zeit bekannt. Der Aufbau des Universums ist demnach ein streng geordnetes Ganzes. Es ist voller Harmonie und noch gleichzeitig voller mathematischer und geometrischer Gesetzmäßigkeiten. Es ist fehlerlos ohne Ausnahme.

Materie ist verdichtete Energie. Wenn Energie materialisiert, geschieht dies durch Kristallisation. Je kleiner die Teilchen sind, desto mehr sind sie Information und weniger Materie. Kolloide sind ein Verbindungsglied zwischen der anorganischen und der organischen Welt. Kristalle sind ein Verbindungsglied zwischen der Materie und der Energie. Kristalle haben ein Bewußtsein.

Wie sieht die Lösung des Salzproblems aus?

Matthäus 5,13:
"Ihr seid das Salz der Erde. Wenn das Salz seinen Geschmack verliert, womit kann man es wieder salzig machen? Es taugt nichts mehr; es wird weggeworfen und von den Leuten zertreten."

Markus 9,50:
"Das Salz ist etwas Gutes. Wenn das Salz die Kraft zum Salzen verliert, womit wollt ihr ihm seine Würze wieder geben? Habt Salz in euch, und haltet Frieden untereinander!"

Es macht keinen Sinn, andere für das gewerbliche Herstellen und Vertreiben von Kochsalz als Speisesalz zu beschimpfen. Man sollte vor der eigenen Haustüre kehren. Die Hersteller und Vertreiber bieten das an, was die Verbraucher verlangen. In einer konsumorientierten Einweggesellschaft wird allzu oft nach günstigen Schnelllösungen verlangt. In diesem Fall nach einem Billigstmittel zum geschmacklichen Schärfen seiner verkochten Kost. Dies bietet Kochsalz. Der Verbraucher ist Kunde und er erhält, was er verlangt.

Bitte halte Dir folgendes Geschehen dazu vor Augen: Da viele deutsche Konsumenten auch nach Meersalz verlangen, wird Meersalz aus ausländischen Meerwasser-Entsalzungsanlagen per LKW zu den deutschen Salinen transportiert. Dort wird es gereinigt, gesiedet und als ein zusätzliches Speisesalz für die Kaufhäuser abgepackt. Deutsche Salinen verarbeiten also nicht nur die heimischen Salzvorkommen vor Ort, sondern betreiben auch großen Aufwand, um der Nachfrage nach ausländischem, erhitztem Meersalz gerecht zu werden.

Es würde in allen Verkaufsregalen natürliches, unbehandeltes *kristallines Salz* stehen, würde jeder Mensch danach verlangen.

Wie ziehen Leistungssportler den besten Nutzen aus dem "Elixier der Jugend"?

Kristallines Salz aus dem Himalaya, das *"Elixier der Jugend"*, konfrontiert Dich bei einem intensiven Anwenden erst einmal mit einer Entgiftungsphase über 2 bis 3 Wochen, in der alte Schlackenstoffe aus Deinem Gewebe ausgeschwemmt werden. Eine solche Entgiftung ist für einen ambitionierten Sportler in einer Phase des Leistungstrainings und der Wettkämpfe jedoch kontraproduktiv. In einer längeren Zwischenwettkampfphase, beispielsweise nach Abschluß der Saison, könnte eine solche Gewebereinigung durch eine *kristalline Salzsole*-Trinkkur schon gut passen.

Grundsätzlich gilt: Sportler ziehen ebenfalls großen Nutzen aus dem *"Elixier der Jugend"*. Von den beschriebenen Anwendungen findest Du viele, welche auch für Deinen Zweck geeignet sind. Beobachte stets, wie Dein Körper reagiert. Beginne vorsichtig und steigere langsam die *kristallinen Salz*-Konzentrationen in den Anwendungen bis zu den beschriebenen Dosierungen. Zu intensive Anwendungen ohne langsame Eingewöhnung führen eher zu Reinigungskrisen des Körpers, welche zum Zeitpunkt des Leistungstrainings nicht sinnvoll sind. Bei zurückhaltender Anwendung geht aber die körperliche Reinigung nebenbei einher. Dann schwemmst Du langsam Gifte aus, ohne es zu merken, ziehst aber großen Nutzen aus den biophysikalischen und biochemischen Vorzügen des Elixiers. Horche in Deinen Körper, beobachte ihn und höre auf ihn!

Wer hat das **"Elixier der Jugend"** *gefunden*?

Ich bin auf die besonderen Eigenschaften von *kristallinem Salz* nur aufmerksam gemacht worden. Ich habe daraufhin erkannt, dokumentiert und *kristallines Salz aus dem Himalaya* als das *"Elixier der Jugend"* betitelt. *Kristallines Salz* an sich ist unter dem Namen "Steinsalz" schon seit langem bekannt. Es hatte in den früheren Zeiten für viele sogar herausragenden Stellenwert. Dennoch ging das Wissen um *kristallines Salz* verloren. Erst nun wird es wieder bekannt und es rücken ausgesprochen stark die biophysikalischen/bioenergetischen Aspekte mit in das Blickfeld, insbesondere des hochenergetischen Fundortes Himalaya.

Ich habe eine Liste mit Anforderungskriterien an das *"Elixier der Jugend"* erstellt. Sie ist sicherlich noch nicht komplett, denn Wasser und *kristallines Salz aus dem Himalaya* verbergen noch unerforschtes Wissen. Diese Anforderungsliste trifft auch auf das Wasser von Hunza zu, das nach Aussagen der Hunzakuts und von unabhängigen Naturforschern einen ungewöhnlichen Jungbrunnen darstellt.

Ich wollte mir weitere Klarheit verschaffen. Deshalb bin ich zu Sabine gefahren. Sabine ist christlich-marianisch orientiert und spricht mit den drei Erzengeln Michael, Gabriel und Raphael. Sie vermittelt die Antworten und Tips der Erzengel zu Fragen der Gäste. Es ist sicherlich die ungewöhnlichste Sache, die ich bis jetzt erlebt habe. Ich habe mich schon gelegentlich mal beraten lassen. Ich sehe und höre dabei nur Sabine übersetzen. Hatte ich vorher solche Dinge als großen Unfug abgetan, mußte ich feststellen, daß die Antworten der Engel auf meine Fragen stets ungewöhnlich scharfsinnig waren. Sabine dolmetscht nur, sie kannte meist nicht die genauen Hintergründe der Fragen. Wohl aber kannten diese die Erzengel, wie sie mir in ihren Antworten zu verstehen gaben. Manchmal antworteten sie mir nicht auf die Frage, die ich gestellt hatte, sondern gleich auf die nächste, die ich im Kopf zurechtgelegt, aber noch nicht ausgesprochen hatte. Dabei wurde die formulierte erste Frage auch irgendwie mitbeantwortet. Den Sinn von manchen Antworten konnte ich erst einige Tage später verstehen, als neue Ereignisse im Leben passiert waren. Die Antworten hatten dies schon einbezogen. Alle Antworten waren immer in meiner eigenen Gemütssprache und sehr freundschaftlich. Ein Zweifel an der Realität dieses Phänomens ist mir nun unmöglich. Verständlicherweise können nicht alle Fragen beantwortet werden und auf eine Vorhersage der Lottozahlen vom nächsten Wochenende spekuliert man erst gar nicht.

Nun reiste ich also zu Sabine und stellte eine Reihe von Fragen zu *kristallinem Salz*. Ich war sehr überrascht, als meine Fragen beantwortet wurden. Die Aussage des Diffundierens stammt "von oben". Ich glaubte nicht an das Mahlen des Schotterbettes durch das Gletschergewicht bis zur kolloidalen Teilchengröße und dachte eher an eine Materialisation von Mineralien im Gletscher durch die lange Sonneneinwirkung bei gleichzeitigem Vorhandensein einer unterirdischen *kristallinen Salzmine* als einem zusätzlichem Frequenzgeber. Tatsächlich soll dies, so die Antwort, in geringem Maße vorkommen, weit mehr diffundieren aber die kolloidalen Mineralien aus einer besonderen *kristallinen Salzmine* direkt in ein geeignetes darüber befindliches Wasser (welches nicht unbedingt Gletscherwasser sein muß). Auch die Zahl von momentan nur noch 70 bis 74 Mineralien in solchen Wässern durch die allgemeine Umweltverschmutzung, konnte ich so erfahren. Technische Messungen hätten eine lange Zeit und erheblichen finanziellen Aufwand erfordert.

Folgende Informationen wurden "von oben" bestätigt:

- Geotektonischer Druck ist die Ursache für die Entstehung der durchgehend kompakten, kristallinen Gitterstruktur des *kristallinen Salzes*. Darüber hinaus liegt im geotektonischen Druck keine weitere Komponente für die Entstehung.
- Das Ernten des *kristallinen Salzes* aus der Erde in einem vernünftigen Maße bedeutet keinen Raubbau.
- Die *kristalline Sole* energetisiert Früchte und löst Blockaden. Die Mineralien sind ernährungsphysiologisch verwertbar. Insbesondere gilt dies für Frischköstler, da diese schon mehr aus dem Gewebe entgiftet haben. Andere Anwender reinigen erst 2 bis 3 Wochen intensiv, dann beginnt auch die ernährungsphysiologische Verwertung einzusetzen.
- Die Bezeichnung "Elixier der Jugend" ist - mit Bedacht - gerechtfertigt, denn es soll klar werden, wie die Naturvölker denken. Es gehören noch viele andere Komponenten zum Leben der Naturvölker in Jugendlichkeit und Gesundheit.
- Im Hunza-Wasser sind auch einige grobstoffliche Mineralien.
- Im *kristallinen Salz aus dem Himalaya* und im *kristallinen Salz* aus Berchtsgaden sind alle vorkommenden Elemente enthalten.

- Im Meer sind alle vorkommenden Elemente, jeweils in gelöster und kolloidaler Form.
- *Kristallines Salz* von anderen Fundorten ist für Menschen, die eine höhere Schwingung noch nicht benötigen.
- Das *kristalline Salz* in der unterirdischen Mine beinhaltet schon Sonnenenergie.

<u>Folgende weitere Informationen stammten für mich neu "von oben":</u>

- Der beschriebene Vorgang des Diffundierens der Mineralien.
- Die beschriebene Anzahl der diffundierenden Mineralien.
- Unterschied zwischen "gelöst/kolloidal" und "organisch".
- Das *kristalline Salz* gewinnt weitere Sonnenenergie durch Sonnenexposition bei der Förderung und bei der Lagerung in der Sonne.
- Der Fundort des Salzes ist wichtig aus den genannten Gründen. Das gesamte Himalaya-Gebiet ist ein besonderer, hochenergetischer Kraftplatz.
- Das Bewußtsein der beteiligten Menschen ist sehr wichtig: <u>Wer</u> fördert das *kristalline Salz*? <u>Mit welcher Einstellung</u> wird es gewonnen und verarbeitet? <u>Wer</u> gibt den Salzkristall ins Wasser?!
- Die Salzkristalle sollen immer gesegnet werden.
- Gemahlenes *kristallines Salz* ist noch hochwertiger als die *kristallinen Salzbrocken*, weil es Sauerstoff aus der Luft aufgenommen hat. (Anmerkung: vermutlich ähnlich wie Quellwasser.) Außerdem hebt die Verarbeitung von sehr wertschätzenden Menschen die Qualität des Salzes stark an (Anmerkung: "Gewinnung, Verarbeitung und Zubereitung mit Liebe und Respekt" ist bei Naturvölkern im Himalaya ganz besonders gegeben, siehe Videofilme S. 91).
- Ideal wäre eine Salzgewinnung mit Hammer und Meißel und ein Mahlen von Hand mit einem Mörser. Dies ist aber nicht bezahlbar. Beim Heraussprengen von vielen Metern großen Salzblöcken wird nur das Salz, das nahe am Sprengsatz war, energetisch zwischen drei und fünf Prozent beschädigt. Das Salz, das sich unmittelbar am Sprengsatz befindet, verliert bis zu sieben Prozent. Bei einem Mahlvorgang durch

großtechnische Apparate können bis zu 30 % der Wertigkeit verloren gehen. Die Höhe der Verluste richtet sich nach der jeweiligen Technik des Mahlwerks.
- Die Informationen zu blauem und violetten *kristallinen Salz*.
- Es ist kein Zufall, daß *kristallines Salz aus dem Himalaya* jetzt vermehrt bekannt wird und seither im Bauch der Erde geschützt war.
- Ein guter Teil von allen ins Hunza-Wasser gelangenden grobstofflichen Mineralien wird vom Fluß vor Ankunft des Wassers im Tal wieder ausgespült.
- Wegen ihrer lebenslangen, verwurzelten Naturnähe sind die Hunzakuts in der Lage den grobstofflichen Mineralienanteil in ihrem Wasser ohne Probleme aufzunehmen.
- *Kristallines Salz aus dem Himalaya* hat einen besonders hohen Silberanteil.
- Je kleiner die Teilchen, desto mehr sind sie Information.

Meinen besten Dank Euch lieben Engeln und Dir, liebe Sabine.

Gibt es noch weitere Komponenten für die Langlebigkeit in Gesundheit und Freude?

Langlebigkeit in Gesundheit und Freude bedingt noch vieler weiterer Aspekte. Es wäre illusorisch zu glauben, das *"Elixier der Jugend"* zaubert einfach alle Verstöße des Lebens weg und holt Dir umgehend den Himmel auf Erden. Es reicht nicht aus, einfach nur *kristallines Salz* einzunehmen. Du mußt für Deine Gesundheit auch etwas tun. Von dieser Notwendigkeit wissen die Naturvölker, zum Beispiel auch das Volk der **Hunzakuts**:

➢ Sie bewegen sich reichlich mit und ohne Arbeit an frischer Luft! Die Bewegung und Arbeit an sich, sowie der Aufenthalt im Freien und der Sonnenschein bringen ihnen großen Nutzen. Sie vollziehen ihre Tätigkeiten mit Freude.

➢ Sie ernähren sich zum überwiegenden Teil von pflanzlicher Frischkost und in der Winterzeit von sonnengetrockneten

Früchten aus einer Vorratshaltung. Die Wichtigkeit der Ernährung ist ihnen sehr bewußt.

> Rituale dienen ihrer Spiritualität und ihrem Glauben an Gott.

> Sie leben diszipliniert in Liebe und Freude, nicht aber in einer erzwungenen Askese und Entsagung. Sie schätzen Freundschaft und Gemeinschaft.

> Sie feiern regelmäßig, wissen aber Maß zu halten.

> Sie leben im stetigen Wechsel von Ruhe und Aktivität.

> Sie leben in nur geringer Umweltverschmutzung.

Ein geistig hoch stehendes Volk sind die **Tibeter**. Sie leben und handeln sehr bewußt. Dadurch erschaffen sie sich ihre Realität selbst, maßgeblich Gesundheit, Langlebigkeit, Vitalität und Lebensfreude.

> Durch dieses bewußte Denken, Reden und Ausführen von Handlungen erreichen sie ihr Ziel geradlinig und sicher. Im Erfolgsroman "Der verlorene Horizont" von James Hilton verlor jeder, der das sagenumwobene Kloster "Shangri-La" in Tibet verließ und in die hektische Welt zurückkehrte, das besondere Bewußtsein und damit die erarbeitete körperliche Jugendlichkeit. Aussteiger wurden zum Greis oder Greisin, ihrem tatsächlichem Alter entsprechend. Dieser Roman war sicherlich nur spannende Dichtung, er gründet aber auf alten Legenden und einigen wahren Beobachtungen.

> Sie wissen, daß Dankbarkeit der Grundstein für den Erfolg ist und ein aufrichtiges Dankgebet sehr effizient ist in seiner Wirkung.

> Sie wissen um den Wert des Fastens und von der Reinigung des Körpers.

> Sie üben bestimmte Riten aus, welche ihre 7 Energiewirbel (entsprechend den 7 Chakren und 7 wichtigen Drüsen) veranlassen sich schneller zu drehen (zum Beispiel Buch Peter Kelder: "Die fünf Tibeter"). Diese Riten sind aber auch

gleichzeitig spezielle, einfache Atemübungen. Mit jedem Atemzug nimmt der Mensch kosmische Energie auf. Die "zivilisierten" Atemweisen sind verkümmert. Das Umstellen auf richtiges Atmen ist eines der wenigen Mittel, das ganz alleine ernsthafte Krankheit heilen kann, obwohl die Ursache möglicherweise noch gar nicht beseitigt wurde. Weiterhin sind diese Riten ungewöhnlich wertvolle Gymnastikübungen, welche irgendwie mit dem Yoga verwandt sind. Untersucht man diese Übungen mit westlichen Maßstäben, die aber über die schulmedizinische Steifheit hinausgehen, wird klar: es handelt sich um eine clevere, durchdachte und effiziente Körpergymnastik.

Folgende Lebensweisheiten aus dem Himalaya können Deinen Weg weiter erleichtern:

1. Folge den drei **R**egeln:
Respekt (**r**espect) vor Dir selbst,
Respekt (**r**espect) für Andere,
Verantwortung (**r**esponsibility) für all Dein Tun.

2. Vermeide, daß ein kleiner Streit einer großen Freundschaft Wunden zufügt.

3. Lebe ein gutes, ehrenvolles Leben. Wenn Du dann älter wirst und zurückblickst, wirst Du es auch ein zweites Mal genießen können.

4. Widme Dich der Liebe mit völliger Unbekümmertheit und Hingabe.

5. Wenn Du erkennst, daß Du einen Fehler gemacht hast, beginne umgehend, ihn zu korrigieren.

6. Wenn Du verlierst, dann verpasse nicht auch noch die Lektion.

7. Gehe einmal im Jahr an einen Ort, an dem Du noch nie warst.

8. Bewerte Deine Erfolge an dem, was Du aufgeben mußtest, um sie zu erzielen.
9. Bedenke, daß große Liebe und große Leistungen mit großem Risiko verbunden sind.
10. Sei Dir klar, daß etwas, was Du nicht bekommst, manchmal auch eine wunderbare Fügung des Schicksals sein kann.
11. Bei Meinungsverschiedenheiten mit Deinen Lieben befasse Dich nur mit der gegenwärtigen aktuellen Situation. Laß die Vergangenheit ruhen.
12. Eine liebevolle Atmosphäre in Deinem Haus ist die beste Grundlage für Dein Leben.
13. Lächle, wann immer Du den Telefonhörer abhebst. Dein Gesprächspartner wird es merken.
14. Verbringe jeden Tag etwas Zeit mit Dir selbst.
15. Begegne Veränderungen mit offenen Armen, aber verliere dabei nicht Deine Wertmaßstäbe.
16. Denke daran, daß Schweigen manchmal die beste Antwort ist.
17. Sei sanft und friedlich mit der Natur und der Erde.
18. Teile immer Dein Wissen. Es ist ein Weg, Unsterblichkeit zu erlangen.
19. Denke daran, die beste Beziehung ist jene, in der die Liebe für den Anderen größer ist, als das Verlangen nach dem Anderen.
20. Gebet ist, wenn Du zu Gott sagst "Hallo Gott, hör mir zu!", Meditation und Stille ist, wenn Du sagst "Hallo Gott, ich bin bereit zu hören!". Beides hat unermeßlichen Nutzen.
21. Gib den Leuten mehr als sie eigentlich erwarten, und sei dabei frohgestimmt mit einem Lachen im Gesicht.

22. Kümmere Dich um Deine eigenen Angelegenheiten. Kehre vor Deiner eigenen Haustüre.
23. Lerne Regeln immer genau, damit Du weißt, wie Du sie richtig brechen kannst.
24. Wenn Dir jemand eine Frage stellt, auf welche Du nicht antworten möchtest, dann lächle und frage "Warum willst Du das wissen?".
25. Gib ein Zehntel Deines Verdienstes an Hilfsbedürftige.

Das "*Elixier der Jugend*" bedarf für große Ziele Deiner Beihilfe in anderen Punkten. Es wäre nicht hilfreich, wenn Du sonst alles falsch machst. Entwickle Dich Schritt für Schritt und beobachte Deine Fortschritte. Notiere Deine Ziele! Das Elixier wird Dir helfen und ist, wenn Du am Anfang stehst, auch ein vorzüglicher Start in Dein neues Leben mit der Natur.

Öffne Dein Herz um wieder jung zu werden. Erweitere auch Dein Wissen. Glaube an Dich selbst! Denke positiv und halte Deine Gedanken unter Kontrolle. Bringe neuen Schwung in Deinen Körper mit dem "*Elixier der Jugend*", mit frischem Obst und Gemüse, mit sehr reichlicher Bewegung, mit klarer Atemluft und mit einer positiven Umgebung mit entsprechenden sozialen Kontakten. Dann wirst Du feststellen, das eigentlich allerbeste "*Elixier der Jugend*" ist in Dir selber! Entwickle Dein Potential!

Quellenangaben:

[1] Vorträge (inkl. Versuch-Reproduzierung) und Fachartikel von Prof. Dr. Günter Niemtz, Universität zu Köln, Fachbereich Physik II, Zülpicher Str. 77, D-50931 Köln.

[2] Thom Hartmann: "Unser ausgebrannter Planet", Riemann Verlag, München 2000.

[3] "Welt am Sonntag", 24.09.97 (Nr. 34), S. 26: "Unsere Ernährung deckt nicht den Vitaminbedarf" und "Welt am Sonntag", 18.03.01 (Nr. 11), S. 44: "Obst und Gemüse verlieren an Qualität".

[4] Harvey Diamond: "Unser Herz, unsere Erde", Waldthausen-Verlag in der NaturaViva VerlagsGmbH, Weil der Stadt 1991.

[5] Universität Kaiserslautern, Fachbereich Lebensmittelchemie und Umwelttoxikologie, Erwin-Schrödinger-Str. 52, D-67663 Kaiserslautern; Chemisches Landes- und Staatliches Veterinäruntersuchungsamt, Sperrlichstr. 19, D-48151 Münster; "Environmental Health" No. 34/1989, "Levels of PCB´s, PCDD´s and PCDF´s in breast milk", WHO Regional Office for Europe.

[6] Klaus Lanz: "Das Greenpeace Buch vom Wasser", Droemer Weltbild Verlag, München 1995.

[7] Drunvalo Melchizedek: "Die Blume des Lebens", KOHA Verlag, Burgrain 2000.

[8] Philipps-Universität Marburg, Institut für Umwelthygiene, Pilgrimstein 2, D-35037 Marburg.

[9] Dr. John Yiamouyiannis: "Früher alt durch Fluoride", Waldthausen-Verlag in der NaturaViva VerlagsGmbH, Weil der Stadt 1991.

[10] Verein Deutsche Salzindustrie e.V., Herwarthstr. 36, D-53115 Bonn.

[11] Solvay Salz GmbH, Steinsalzbergwerk und Saline Borth, Postfach 140040, D-46476 Wesel.

[12] Südsalz GmbH, Ridlerstr. 75, 80339 München.

[13] Dagmar Braunschweig-Pauli: "Jod-krank. Der Jahrhundert-Irrtum." Dingfelder Verlag, Andechs 2000.

[14] Dr. Jackson Stockwell, Salt Lake City, Utah USA.

LITERATUR-TIPS:

Zu Natürliche Ernährung / Natürliches Leben:

Erwin Kaussner: "HOCHGEFÜHL - Sporternährung in neuer Sicht", EVIVA-Verlag, Siegsdorf 2002.

Erwin Kaussner: "Berberitzenbeeren - die Meisterreiniger", EVIVA-Verlag, Siegsdorf 2000.

Erwin Kaussner: "Pilze, Parasiten, Würmer & Co. Ein Weg zur Darmreinigung. Eine Hilfestellung für alle Menschen", EVIVA-Verlag, Siegsdorf 2001.

Erwin Kaussner: "Mit WILD YAM nicht schwanger werden", EVIVA-Verlag, Siegsdorf 2001.

Dr. John H. Tilden: "Mit Toxämie fangen alle Krankheiten an", Waldthausen-Verlag in der NaturaViva VerlagsGmbH, Weil der Stadt 2000.

Franz Konz: "Urmedizin", Universitas Verlag, München 2000.

John Robbins: "Ernährung für ein neues Jahrtausend", Hans-Nietsch-Verlag, Waldfeucht 1997.

Dr. Norman Walker: "Strahlende Gesundheit", Waldthausen-Verlag in der NaturaViva VerlagsGmbH, Weil der Stadt 1993.

Dr. Norman Walker: "Zurück auf´s Land", Waldthausen-Verlag in der NaturaViva VerlagsGmbH, Weil der Stadt 1995.

Wladimir Megre: "Anastasía", sowie Fortsetzungen, Verlag Wega, Frankeneck 1999.

Thomas Hanna: "Beweglich sein ein Leben lang", Kösel-Verlag, München 2000.

Dr. Ryke Geerd Hamer: "Einführung in die Neue Medizin" und "Vermächtnis einer neuen Medizin Teil I und II", Amici Di Dirk Verlag, Fuengirola, Spanien 1999.

Zu Umweltsituationen:

Thom Hartmann: "Unser ausgebrannter Planet", Riemann Verlag, München 2000.

Harvey Diamond: "Unser Herz, unsere Erde", Waldthausen-Verlag in der NaturaViva VerlagsGmbH, Weil der Stadt 1991.

Zu Neue Physik / Heilige Geometrie / Pyramiden:

Drunvalo Melchizedek: "Die Blume des Lebens, Band 1 und 2", KOHA Verlag, Burgrain 2000.

Gregg Braden: "Das Erwachen der neuen Erde", Hans-Nietsch-Verlag, Freiburg 1999.

Lucia Pavesi, Stefano Siccardi: "Die magische Kraft der Pyramiden", Verlagsgruppe Lübbe, Bergisch Gladbach 1997.

Zu Tibet / Shangri-La / Bewußtheit / Glaube

Peter Kelder: "Die 5 Tibeter", Integral Verlag, Wessobrunn 1999.

James Redfield: "Das Geheimnis von Shambhala", Heyne Verlag, München 1999.

Neale Donald Walsch: "Gespräche mit Gott, Band 1-3", "Freundschaft mit Gott", Goldmann Verlag, München 1997-2000.

"Ein Kurs in Wundern", Greuthof Verlag, Gutach 1999.

Bernard Jensen: "In Search of Shangri-La (A Personal Journey to Tibet)", Avery Penguin Putnam, 1989.

Zu Hunza / Langlebigkeit:

Dr. Jay M. Hoffman: "Hunza. Secrets of the world´s healthiest and oldest living people", New Win Publishing, Clinton (USA) 1997.

Hermann Schaefer: "Hunza: ein Volk ohne Krankheit", Diederichs Verlag, Düsseldorf 1978.

Ralph Bircher: "Hunsa: das Volk, das keine Krankheit kennt", Huber Verlag, Stuttgart 1955.

Ralph Bircher: "Hunsa: das Volk, das keine Krankheit kannte", Bircher-Benner Edition Wendepunkt, Erlenbach-Zürich 1980.

Christian H. Godefroy: "Das Geheimnis der Hunza", Reuille Verlag 1991.

Irene von Unruh: "Traumland Hunza, Erlebnisbericht von einer Asienreise", Verlags-Genossenschaft der Waerland-Bewegung, Mannheim 1955.

Gabriel G. Marn: "Hunzaland - Paradies am Dach der Welt: Hunza gestern - Hunza heute; ihre Geheimnisse der Gesundheit und Langlebigkeit, Lebensfreude und Zufriedenheit, positiven Lebensweise und Friedfertigkeit.", Verlag Ost-West Bund, Völklingen 1989.

Renée Taylor: "Die Gesundheits-Geheimnisse der Hunza und ihre Kunst, ein langes glückliches Leben zu führen.", Bauer Verlag, Freiburg/Breisgau 1982.

Hilde Senft: "Hunza: Bergvolk an der Seidenstraße". Stocker Verlag, Graz 1986.

Sabine Felmy: "Märchen und Sagen aus Hunza", Diederichs Verlag, Köln 1986.

Alpenvereinskarte Hunza Karakorum, Dt. Alpenverein, München 1995.

Hermann Kreutzmann: "Hunza, Ländliche Entwicklung im Karakorum. Anthropogeografie.", Reimer Verlag 1989.

J. Clark: "Hunza, Lost Kingdom of the Himalayas", Funk and Wagnalls, New York 1956.

Homayun Sidky: "Hunza, an ethnographic outline", Illustrated Book Publ., Jaipur 1995.

Homayun Sidky: "Irrigation and State Formation in Hunza", Univ. Press of America, Lanham 1996.

J.I. Rodale: "The Healthy Hunzas", Rodale Press, Emmaus 1948.

Sabine Felmy: "The Voice of the Nightingale: A Personal Account of the Wakhi Culture in Hunza", Oxford Univ. Press, Karachi 1996.

John H. Tobe: "Hunza: adventures in a land of paradise", Provoker Press, Saint Catharines, Ont., 1971.

Zaki Ahmad: "Investigation of placer mineral deposits in the Indus, Gilgit, Hunza and Chitral rivers of Pakistan.", Geological Survey of Pakistan No. 35, Karachi 1975.

Bernard Jensen: "A Hunza Trip With Dr. Bernard Jensen: The Complete Book of the Wheel of Hunza", Bernard Jensen Intl., 1990.

H.S. Shahid: "Karakuram Hunza: The Land of Just Enough".

Renee Taylor, Mohammad Jamal Khan: "Come Along to Hunza: The History of Shangri-La".

Alexander Leaf: "Youth in Old Age".

Carl Classic: "Secret to Hunza Superior Health".

Jewel Hatcher-Henrickson: "Holiday in Hunza".

Robert McCarrisson: "Etiology of Endemic Goiter", "Nutrition and National Health", Studies in Defiency Desease".

Zu Wasser / Salz / Kristalle:

Masaru Emoto: "Messages from Water", HADO Kyoikusha (Japan) 2000.

Urs Honauer: "Wasser die geheimnisvolle Energie", Hugendubel Verlag, München 1998.

Dr. David Schweitzer: "Thought Form Photography. Wie das Wasser Informationen speichert.", Dingfelder Verlag, Andechs 2001.

Callum Coats: "Naturenergien verstehen und nutzen. Viktor Schaubergers geniale Entdeckungen.", Omega Verlag, Düsseldorf 1999.

Dr. Norman Walker: "Wasser kann Ihre Gesundheit zerstören", Waldthausen-Verlag in der NaturaViva VerlagsGmbH, Weil der Stadt 1993.

Klaus Lanz: "Das Greenpeace Buch vom Wasser", Droemer Weltbild Verlag, München 1995.

"Arzneimittel in Gewässern: Risiko für Mensch, Tier und Umwelt?", Dokumentation der Tagung 04.06.1998 (Heft 254/98), Hessische Landesanstalt für Umwelt, Wiesbaden 1999.

Peter Tompkins, Christopher Bird: "Das geheime Leben der Pflanzen", Fischer Verlag, Frankfurt/M. 1999.

Peter Tompkins, Christopher Bird: "Die Geheimnisse der guten Erde", Omega Verlag, Düsseldorf 2000.

Dagmar Braunschweig-Pauli: "Jod-krank. Der Jahrhundert-Irrtum." Dingfelder Verlag, Andechs 2000.

Dr. John Yiamouyiannis: "Früher alt durch Fluoride", Waldthausen-Verlag in der NaturaViva VerlagsGmbH, Weil der Stadt 1991.

Dr. Hauke Trinks: "Auf den Spuren des Lebens (Origin of Life in Sea Ice)", Shaker Verlag, Herzogenrath 2001.

Peter Augustin: "Wasseroberfläche", Delta Pro Design und Verlag, Berlin 1999.

Patrick Flanagan: "Elixier der Jugendlichkeit", Waldthausen-Verlag in der NaturaViva VerlagsGmbH, Weil der Stadt 1994.

Johann Mutschmann, Fritz Stimmelmayer: "Taschenbuch der Wasserversorgung", Vieweg Verlag, Wiesbaden 1999.

Dr. Barbara Hendel, Peter Ferreira: "Wasser und Salz - Urquell des Lebens", INA VerlagsGmbH, Herrsching 2001.

Eva Hahn: "Wasser und Salz", Ki Ci Ki Verlag, Kiefersfelden 2001.

Helmut Seifert: "Naturkraft Salzkristall. Bioschwingungen für die Gesundheit.", Eigenverlag, Ruhpolding 2002.

Walter Botsch: "Salz des Lebens", Kosmos Franckh´sche Verlagshandlung, Stuttgart 1976.

Jean-Francois Bergier: "Die Geschichte vom Salz", Campus Verlag, Frankfurt 1989.

Helmut Seidel / Reinhard Woller: "Das Geschenk der Erde. Vom Salz zur modernen Chemie." Econ Verlag, Düsseldorf 1980.

Ulrike Koch: "Die Salzmänner von Tibet", Videofilm, Captic Coproductions Zürich 1997.

Eric Valli: "Himalaya - Die Kindheit eines Karawanenführers", Videofilm, Arthaus Filmverleih, München 1999.

Bezugsquelle und Vertrieb von hochwertigem

***Kristallinem Salz*:**

Versand für natürliches Leben
Seelauer Str. 35
D-83313 Siegsdorf

Tel. 08662 - 669995
Fax 08662 – 669996

Info@EVIVA.org
http://EVIVA.org

Sabine Schott & Günter Schönberger
Praxis für psycholog. und spirituelle Lebensberatung
(Beratung, Engelseminare, Biofield Imaging System
Aurastation, Auralesen, Feng Shui Artikel)

Emerlander Mühle 8   Tel. 07567-988947
D-88299 Leutkirch-Winterstetten   Fax 07567-988946

WEITERE PUBLIKATIONEN VON ERWIN KAUSSNER

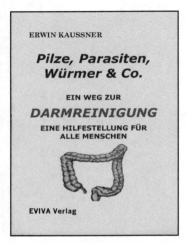

ISBN 3-9806614-5-8
12 Seiten, **Euro 3,60**

Vortrag 1 (20.01.2001):
Detailinfo zu ungewöhnlichen neuen Naturprodukten
(30 min.)

Vortag 2 (20.01.2001):
Darmgesundheit (Teil1)
Hintergrundwissen zum Buch
"HOCHGEFÜHL - Sporternährung in neuer Sicht" (55 min.)

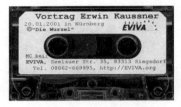

ISBN 3-9806614-7-4
Vortrags-MC, **Euro 8,00**

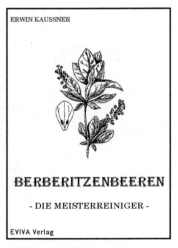

ISBN 3-9806614-0-7
4 Seiten, **Euro 1,80**

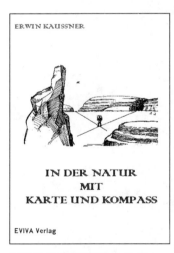

ISBN 3-9806614-2-3
9 Seiten, **Euro 3,00**

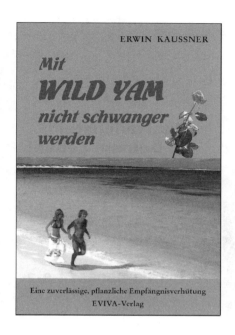

Verliere die Angst in der Liebe!

ISBN 3-9806614-4-X
88 Seiten, **Euro 11,80**

**ERWIN KAUSSNER:
"Mit *WILD YAM* nicht schwanger werden"**

Dieses Buch ist für Dich! Übliche Verhütungsmethoden haben große Nachteile in der Anwendungssicherheit und oft erhebliche gesundheitliche Nebenwirkungen. Lies dieses Buch, um Dir einen Überblick über das zu verschaffen, was sonst gerne verschwiegen wird.

Gleichzeitig erfährst Du alles über eine NATÜRLICHE, und REIN PFLANZLICHE EMPFÄNGISVERHÜTUNG. Die Alternative für Dich, wenn Du sicher sein willst und gesund leben möchtest: *WILD YAM* - Diese Wurzel ist verjüngend und wirkt zuverlässig.

Verliere endgültig die Angst in der Liebe!

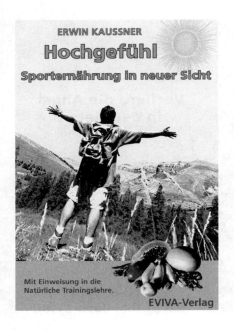

Ein Meilenstein in Deinem Leben!

ISBN 3-9806614-8-2
104 Seiten, Farbdruck,
Euro 13,80.

**ERWIN KAUSSNER:
"HOCHGEFÜHL –
Sporternährung in neuer Sicht"**

Mit diesem motivierenden Buch für alle Sportfreunde und Gesundheitsinteressierte können Sie Ihr wirkliches Vitalniveau erreichen. Erzielen Sie wesentlich bessere Kraft, Schnelligkeit, Ausdauer, Erholungsfähigkeit und wesentlich verminderte Verletzungsanfälligkeit.

"HOCHGEFÜHL" bringt Ihnen persönlichen Erfolg in allen Lebensbereichen und Sportarten durch lebendige (Kraft-)Nahrung. Sie erhalten so positive Ausstrahlung, Souveränität und stärken Ihre Gesundheit. Dieses Buch ist leicht verständlich und sofort anzuwenden.

Ein Meilenstein in Deinem Leben!